宇宙空間と人体メカニズム I

どうして宇宙酔いは起きる？

—感覚する脳の混乱と適応—

森　滋夫　著

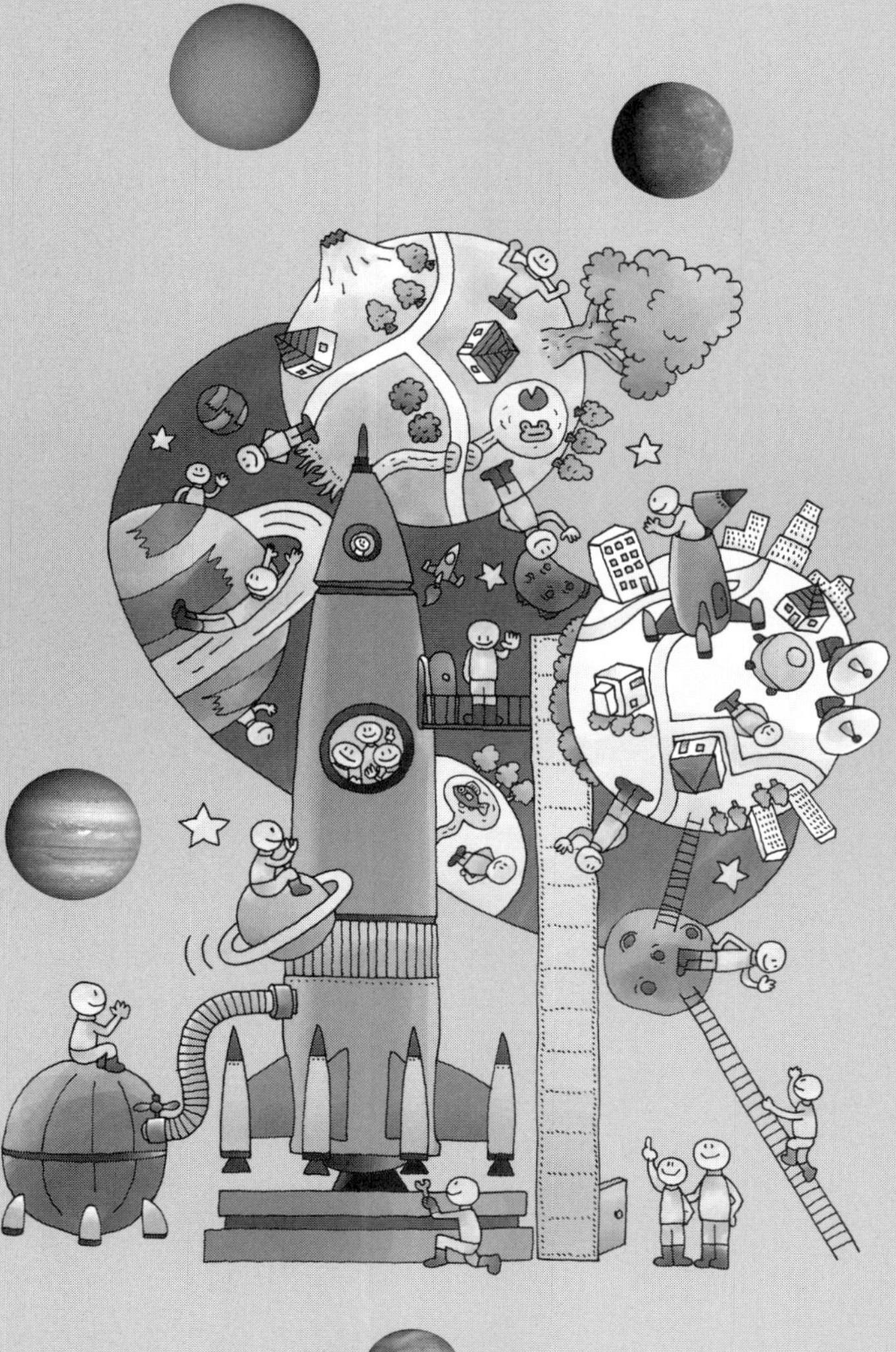

恒星社厚生閣

はじめに

人類が宇宙をめざして半世紀。アポロ宇宙船が人類を月に送り、ミール宇宙ステーションで一年二カ月の長期宇宙滞在を実現させたのも昔話となりつつある。そして今、国際宇宙ステーションに一般人が訪問し、六人の宇宙飛行士が常駐し、さらには、月面基地、有人火星探査が現実味をもって語られるようになった。

一方では、旅行会社が地球周回旅行客を募集し、宇宙機用の専用港が建設され、宇宙機の試験飛行が報じられるようになった。ハネムーンや熟年旅行コースに、宇宙ホテル宿泊が組み込まれる時代がそこまで来ているのだ。

「わたくしたち誰もが宇宙に出かける時代が近づいているというのは本当なんですか？ なにも準備なしに無重力状態になっても大丈夫なんですか？ 宇宙飛行士たちはずいぶん訓練するという話ですが……」

と改まって質問されると、一瞬、返答にとまどう。

たしかに、これまで延べ五〇〇人を越える宇宙飛行士が宇宙に出かけているが、からだに危険を感じたという話は聞かない。しかし、まったく問題がないわけではない。そのあたり、拙著『宇宙とからだ―無重力への挑戦―』（南山堂、1998）や宇宙物理学者ニール・F・カミンズの『もしも宇宙を旅したら―地球に無事帰還するための手引書―』（三宅真砂子 訳、ソフトバンククリエイティブ、2008）にまとめられている。

われわれ一般人が地球周回旅行に出かけることになっても、当初は、せいぜい数時間の無重力体験だ。

宇宙ホテルが運用されるようになっても、旅行者の滞在はせいぜい数日間だろう。この短期間の宇宙旅行を〝楽しいもの〟にするために、まだ対策の確立されていない一つの問題がある。それが「宇宙酔い」だ。

宇宙の無重力状態にさらされると、三人に二人が車酔いや船酔いのような症状に悩まされてしまう。しかも、〝乗り物に酔いやすい〟と〝宇宙酔いになりやすい〟は無関係、というからあつかいにくい。

宇宙酔いはまだ研究段階にある。宇宙開発に民間活力導入の方向性が示され、商業宇宙旅行の具体化が着々と進んでいる状勢を考えるとき、再度、宇宙酔い対策研究の要望が高まるのは必至と思われる。

本書は、「宇宙酔い」の解説書である。

第一章では、「宇宙酔い」とはどんなもの、その成因として考えられている「感覚混乱説」の考え方、またその背景となっている宇宙実験などについてわかりやすく紹介する。

第二章は、一九九二年九月に、毛利宇宙飛行士と一緒に飛行した鯉による宇宙酔い実験の話だ。実験の概要は、飛行の二年後に『宇宙へ飛んだ鯉―エンデバーの宇宙実験―』（リバティ書房、1994）として著わしたが、その書房の主幹が若くして亡くなって書房は閉鎖され、早々に絶版となっていた。動物を利用した宇宙酔いの基礎的研究は希有であり、これを貴重な記録として見直し、未収録であった実験解析結果を加えてよみがえらせた。

スペースシャトルに搭載された宇宙実験室（スペースラブ）の半分を借り切って、三四の宇宙実験を遂行するという国のビッグプロジェクト（ＦＭＰＴ）は、無類のストレスと得難い感動の記録ではあるが、同時に宇宙生物科学研究におけるわが国の潜在能力を世界に知らしめた意義は大きく、その実践の内容と成果は、今なお色あせることがない。

そして、第三章では、宇宙酔いの原因と考えられている脳の「感覚混乱」について、ちょっとばかり踏み込んで考えてみた。日進月歩の脳科学の進歩に照らしたとき、「感覚混乱」はどのように理解できるだろうか、私たちが日常生活の中で経験する錯覚現象との関連や、未だ解明に至っていない視覚現象の不思議などを例に、また、今は伝説の大型実験装置となった人体用直線加速度負荷装置を使って得た新知見を加え、宇宙酔いの本質に迫ってみた。

できるだけ広い読者層のみなさんに興味を持ってもらえるように、平易な文章表現に心がけ、なお内容は薄くならないように努めた。本書が、無重力にも適応するヒトの脳の可塑性と感覚する脳の不思議に興味を喚起し、若者たちの科学する心を鼓舞する糧となって、宇宙酔い対策の確立に少しでも貢献することになれば幸いである。

なお、宇宙開発が新しい局面を迎えている現時点に即して、宇宙医学の観点からわかりやすく解説した宇宙科学啓蒙書を要望する声が、学生の方々はじめ多方面から聞かれていた折、ここにシリーズ「宇宙空間と人体メカニズム」発刊に至ったこと、甚だ時宜を得ており、喜ばしい限りである。恒星社厚生閣のご理解と大平充宣氏（大阪大学大学院医学研究科適応生理学 教授）のご尽力に謝意を表したい。

森　滋夫

目次

第１章 〝宇宙酔い〟ってなに？

大型ロケットの打ち上げを近くで観覧する感動は格別だ。白煙に推し上げられ、ゆっくり上昇をはじめる巨体に目が固定され、一瞬遅れて到達する轟音がはらわたを震わせる異様な感覚に全身がフリーズ（硬直して動けない状態）し、思考が一瞬停止する。

一九九二年九月一二日、フロリダ・ケネディ宇宙センター（ＫＳＣ）の午前一〇時二三分、日本時間の夜一一時二三分。毛利衛《まもる》宇宙飛行士と六名の宇宙飛行士が乗り込んだスペースシャトル・エンデバー号が打ち上げられた。

人々は息をひそめ、祈る思いで見入っていた。六年前の同じ時刻に打ち上げられたチャレンジャー号の衝撃的な惨事がよみがえるのだ。

それは、民間人初の宇宙飛行士となる小学校女性教諭の搭乗を、ＮＡＳＡが肝いりで世界に実況中継したときのこと。世界中が見まもり、教え子の児童らが声援をおくる中、上昇中のチャレンジャー号が突然に爆発を起こしてしまったのである。アメリカの威信は大きく傷つき、宇宙飛行が命をかけたミッションであることを忘れかけていた人々に強い警鐘となった。

さて、毛利宇宙飛行士を載せたエンデバー号が無事に打ち上がったその時刻。

アラバマ州ハンツビルにあるマーシャル宇宙飛行センター（ＭＳＦＣ）のポック（ＰＯＣＣ 宇宙実験管

制棟）の一室では、日本の実験担当者たちも格別の感動にひたっていた。

エンデバー号に搭載された宇宙実験室（スペースラブ）の半分を借り切り、七日間かけて三四の宇宙実験テーマを実施するという、日本のビッグプロジェクトがいまやっと実現されようとしていた。チャレンジャー号の事故で予定が三年遅れ、飛行を再開しようとしたシャトルに燃料洩れ発見でさらに一年延期、シャトルはもう打ち上がらないのでは……と、あきらめムードさえ生まれつつあった折の打ち上げ成功だった。

ところが、その数時間後、モニターテレビに映し出された毛利宇宙飛行士の姿がなんとなく元気がない。

「どうやら、宇宙酔いになってしまったようですね。精神力だけで頑張っていますね――」

MSFC・POCCの一室では、みんなの顔が不安に曇り、モニター画面にくぎ付けになっていた。以前に、強い宇宙酔い症状のため、一週間の飛行中、ほとんど作業ができなかった宇宙飛行士のあったことを知っていたからだ。毛利さんの強い精神力が勝り、その後の作業は順調に進んだ。

毛利宇宙飛行士が乗り込んだエンデバー号には、私たちの二匹の錦鯉も搭載していた。「鯉の宇宙酔い実験」としてマスコミから注目を浴びていたが、残念なことに、予定されていた飛行中の鯉の映像公開が中止になってしまい、盛り上がりを欠いた実験となってしまった。

それから二〇年。日本の宇宙飛行士は第二世代に移った。宇宙船もスペースシャトルから国際宇宙ステーションの時代になった。

医師の経験をもつ古川聡《さとし》宇宙飛行士が、ソユーズ宇宙船で飛び立ったのが二〇一一年六月一〇日。国際宇宙ステーションでおよそ一六五日間の長期滞在を始めたその最初のツイッターが「宇宙酔いにかかったようだ……」だった。

「え？ ――宇宙酔い？ 車酔いみたいなもんかな、きみ知ってる？」

「うん、いや、実はインターネットで調べたけど、なんだかよくわかんないや」

「宇宙酔い」――それが本書のテーマである。

宇宙酔いがなぜ起きるのか、その発症のメカニズムは現在もなお研究段階にある。したがって確立された予防策も未だない。家族が海外旅行に出かけるように、気軽に宇宙にも出かける時代が始まろうとしている。対策を急ぐ必要がありそうだ。

この章では、まず、宇宙酔いとはどんなもので、発症のメカニズムはどのようなものと考えられているかお話しする。

三人に二人が〝宇宙酔い〟になる！

宇宙酔い事始め

ガガーリン少佐（世界最初の宇宙飛行士）が飛行した四カ月後、旧ソ連二番目の宇宙飛行士となったチトフ少佐が、その二五時間の飛行中に、胃部の不快感を報告したのが、一九六一年八月六日のこと。宇宙酔いを初めて経験した宇宙飛行士ということになっている。

ガガーリン少佐やチトフ少佐が搭乗した宇宙船は、一人乗りのヴォストーク（一九六一～六三年）、アメリカ最初の有人宇宙船マーキュリー（一九六一～六三年）も一人乗り宇宙船。一人乗り宇宙船のキャビンは狭く、宇宙飛行士は半固定状態で飛行した。旧ソ連の二人乗り宇宙船ヴォスホート（一九六四～六五年）、アメリカの二人乗り宇宙船ジェミニ（一九六五～六六年）にしても同じで、ほとんど体を動かすことができなかった。その当時、アメリカも旧ソ連も、〝宇宙酔い〟の存在を知らないまま、より大きい宇宙船開発を競っていた。

ところが、旧ソ連の三人乗りソユーズ宇宙船（一九六七～現在）やアメリカの三人乗りアポロ宇宙船（一九六八～七二年）になって宇宙酔いが頻発するようになり、初めてその重要性に気づかされた。

アポロ宇宙船やソユーズ宇宙船では、三人が

コラム 1

スペースシャトル Space Shuttle

正式名称はスペース・トランスポーテーション・システム（Space Transportation System, STS）。繰り返し整備し飛行可能な宇宙往還機としてアメリカが開発した大型宇宙船。1981 年のコロンビア号初飛行についで、アトランティス、ディスカバリー、チャレンジャー号が飛行。7 名の宇宙飛行士が 2 週間まで滞在でき、その大きな荷物室には、与圧された宇宙実験室（スペースラブ）を搭載して種々の科学実験を行ったり、観測衛星やハッブル望遠鏡の運搬、放出、回収修理などを行った。1986 年にはチャレンジャー号が爆発事故を起こし、新たにエンデバー号を建造。2003 年に起きたコロンビア号の爆発事故で、スペースシャトルの安全性が危惧されるようになり、有人 STS に見直しが迫られた。その後、3 機体制で、国際宇宙ステーションの建造および宇宙飛行士と諸器材輸送にあたったが、2011 年 7 月を最後にすべて引退。それぞれワシントン・DC、ロスアンジェルス、ケネディ宇宙センターの展示室に納まった。

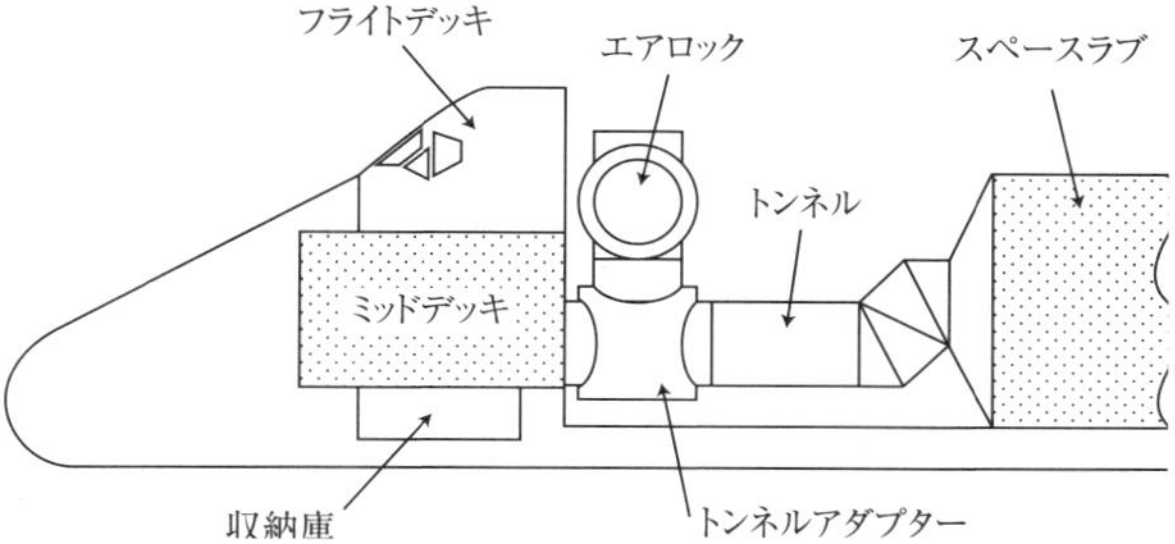

図1・1　スペースシャトル内の居住空間．フライトデッキは運転席のあるところ、主な居住区はミッドデッキで、荷物室に搭載されたスペースラブにはトンネルを通って行く．船外活動が予定されるときには、宇宙服を収納したエアロックとトンネルアダプターが組み込まれる．

乗り込んでもなお動き回れるほど居住空間が広くなっていた。居住空間が広くなって宇宙酔いが頻発するようになったのだから、宇宙酔いは体を動かすことと関係がある、と考えられるようになった。

二人乗り宇宙船から船外活動が始まった。船外活動では宇宙服を着る。宇宙服には、生命を維持するためのいろいろな装置が組み込まれているので、宇宙服の中で吐くと、ほとんど致命的だ。吐いたものがヘルメットの中をただよい気管に吸い込まれるし、空気循環装置をつまらせることにもなる。当然、宇宙酔いになっている宇宙飛行士が船外活動をやることはない。

頭部の動きが問題

スペースシャトル（一九八一～二〇一一年、コラム1参照）の時代になると、搭乗員はフライトデッキ、ミッドデッキ、スペースラブを自由に動き回るようになった（図1・1）。フライトデッキは運転席のある部屋、ミッドデッキはその下方にあって、打ち上げや帰還時には宇宙飛行士たちが椅子に体を固定するところ、生活物資を備蓄するところでもあり、飛行中は、休憩、食事、睡眠などの生活空間ともなる。スペースラブとは、スペースシャトルの大きな荷物室に搭載された科学実験専用の宇宙実験室のこと。

スペースシャトルの運用が始まってみると、宇宙飛行士の七一%(Clément 2003)から七三%(Jennings 1977)、つまり三人に二人の割合で、宇宙酔いを発症した。半数は軽くてすんでしまうのだが、一一〜一五%の宇宙飛行士が強い症状に悩まされた。

個人差は大きく、無重力状態になって動き出せばすぐに発症あるいは少し時間をおいて徐々に発症。症状はたいがい四日以内にはおさまる。症状が一週間の飛行中ずーっと続いた例もあるが、そんなことはとてもまれだ。

スペースシャトルが飛行を開始する一〇年ほど前、アポロ計画による有人月探査を終了したあとの一九七三〜七四年のこと。アメリカは、アポロ計画で利用した宇宙船と燃料タンクを居室と実験室に使えるように改修して、長期宇宙滞在の人体影響を調べた。スカイラブ(コラム2参照)

コラム 2

スカイラブ Skylab

スカイラブは、月飛行用のアポロ宇宙船と機械船に、切り離さないで残したサターンVロケットの3段目燃料タンクをそのまま実験室として地球周回飛行させた有人宇宙ステーションの名称。アポロ計画終了の翌年から2年間(1973〜74)に、打ち上げた3回の飛行(スカイラブ2、3、4号)で、長期宇宙滞在が人の身体に及ぼす影響を調べた。それぞれに3名が、28日間、59日間、84日間滞在し、お互いが被験者になるなど各種データを取得。そこで得られた多くの成果は、"Biomedical Results of Skylab (NASA SP-377)"(Edited by Johnson RS and Dietlein LF, Washington, D.C., U.S. Government Printing Office, 1977)として発刊され、現在の宇宙医学の基盤を築いた。

と呼ばれるプロジェクトだ。

その実験の一つとして、宇宙飛行士たち全員が、飛行中に、数回の酔い誘発テストをやった。回転椅子で回転しながら、毎秒一回のメトロノーム音にあわせて、頭を前、後、左、右に振るのだ。このテストは、内耳の三半規管（頭部の回転を検出するセンサー）と耳石器官（頭部の直線的な動きを検出するセンサー）を複雑に刺激（コリオリ刺激と呼ぶ）することによって容易に酔いを誘発できる手法で、めまいの原因を調べる臨床検査としても用いられている。

打ち上げ後、実験室を立ち上げるのに五、六日かかったが、いざテストを始めてみると、不思議なことに、頭を何回振っても（一五〇回を上限）酔い症状は起きないか、起きても軽いものだった。飛行前テストでは、全員、確実に酔い症状が誘発されていたにもかかわらず、である。さらに、その酔いの起きない状態は、帰還後も一～二日間持続した。

がぜん、内耳の〝耳石器官〟が注目されるようになった。

耳石器官は、石の重さを検出してからだの平衡を保たせる装置だから、重力がない宇宙船内では当然その正常な機能が失われる。そのような状態で船内を動き回るから、つまり頭部を動かすから酔いが出現するのであり、数日もたてば馴れが進み、もはや回転頭振りテストをやっても酔いが誘発できなくなるのだ、と考えられるようになった。

宇宙酔いが発症しても、症状が軽ければ問題なく作業はできるが、中等度、重症となると、やる気が失せてしまい、予定された作業に遅れが出てしまうので困る。当然、ＮＡＳＡは宇宙酔いの予防法や対策を重要視するようになっていた。

〝宇宙酔い〞も車酔いや船酔いと同じ?

動揺酔い

乗り物酔いになったことのある人なら、酔いの症状なんてすぐに思い出せる。まず胃のあたりが不快になり、何も食べる気がしなくなる。全身がだるくて眠くなり、そのうち吐き気や冷や汗、口の中に唾液が出てきて、顔色が青白くなり（顔面蒼白）、最後には吐いて（嘔吐）しまうのだ。

不思議なことに、吐いてしまうと、しばらくは症状が軽くなるが、体はだるく、力が入らず、ふらつき、考える気力も失われてしまう。乗りつづけるとやがてまたぶり返してくる。下痢のときのように便意におそわれることさえある。〝もう二度と車になんか乗るもんか!〞と思いつつ目的地まで耐えなければならないときのみじめさは、経験したものでないとわからない。

自動車や電車に乗ったときに起きる酔いは、車酔い car sickness、列車酔い train sickness、船で酔えば船酔い sea sickness、飛行機が揺れて酔えば飛行機酔い air sickness〟。らくだの背にゆられるキャラバンでも初心者は酔うそうだ。いずれも体が揺られることが原因で酔いの症状が出るので、まとめて「動揺酔い motion sickness」と呼んでいる。遊園地で、激しく回転したり上下動するような乗り物で起きる酔いも動揺酔い、地震の余震がつづき、揺れていないのに揺れているように感じたり、小さな揺れなのにとても大きく感じて不快になってしまう「地震酔い」も動揺酔いの一種だ。

「動揺酔い」は「動揺病」とも言う。病気でないことを強調するため、ここでは「動揺酔い」の用語を使うことにする。

病気ではない証拠に、たとえば、船旅で四日もすると船酔いの症状はなくなる。体がその揺れに馴れてしまうのだ。つまり、動揺酔いは、「ふだんあまり経験することのない動揺にからだが馴れる過程で一過性に生じる生理的反応」と考えることができる。

宇宙酔いも、宇宙船内を動き回るようになって頻発するようになり、その症状は二〜四日で消えてしまうし、もうその後は発症しなくなるのだから、「宇宙酔い space motion sickness」も動揺酔いの一種だ。一過性の生理的反応との考えから、アメリカの研究者たちにより、宇宙酔いを「宇宙適応症候群 space adaptation syndrome」と呼ぼうと提案されたこともある。

車酔いになりやすい人、なりにくい人があるように、宇宙酔いにもかかりやすい宇宙飛行士、かかりにくい宇宙飛行士がある。

以前、宇宙飛行士候補者たちにとって、地上の動揺酔い訓練はつらいものだった。訓練では、回転椅子で回転しながら頭を前後左右に振ったり、大型三軸回転装置に載せられてランダムな方向にクルクル回転させられた。地上で、前庭器官（三半規管と耳石器官の総称）をあらかじめ複雑な刺激に順応（適応）させて酔い症状が出にくくしておけば、宇宙酔いにもなりにくいだろうと考えられたからだ。

ところが、ＮＡＳＡが、多くの宇宙飛行士について、地上の動揺酔いに強い、弱い、と宇宙酔いにかかりやすい、かかりにくいを注意深く調べたところ、どうも関係がなさそうだとわかってきた。となれば、もはやそんな拷問のような訓練をやる意味が薄らいでしまい、実際、その後、宇宙酔いの予防を目的とした厳しい訓練をやることはなくなった。

表１・１「動揺酔い」重症度評価（Graybiel, *et al.*1968 より改変）

点数	1	2	4	8	16
症状	胃部意識 顔面紅潮 頭痛 ふらつき	胃部不快 顔面蒼白（軽） 冷汗（軽） 唾液過分泌（軽） 倦怠・睡気（軽）	吐気（軽） 顔面蒼白（中） 冷汗（中） 唾液過分泌（中） 倦怠・睡気（中）	吐気（中） 顔面蒼白（強） 冷汗（強） 唾液過分泌（強） 倦怠・睡気（強）	吐気（強）〜嘔吐

点数（加算）	1 − 2	3 − 4	5 − 7	8 − 15	16 ≦
重症度判定	軽度	中等度（B）	中等度（A）	重症（B）	重症（A）

ちなみに、酔いやすい、酔いにくいを統計学的に比較しようとすると、いろいろな症状の強弱を数値にして評価する必要が生じる。航空宇宙医学研究の先駆者の一人、アメリカのグレイビールらが、それぞれの酔い症状の軽重を点数で評価するやり方を工夫し、現在もなおよく利用されている（表１・１）。

「私は車に乗せてもらうとすぐ酔ってしまうので、宇宙へはとても行けないと思っていたけど、大丈夫みたいでよかった」と考えるのは早計というもの。「そうかもしれないし、そうでないかもしれない」ということがわかっただけなのだ。

宇宙酔いも動揺酔いの一種だとしても、どうやらその発症のメカニズムが地上と宇宙では違うようだ、となると困ったことが生じた。動揺酔いの発症メカニズムや予防の研究を地上でやっても、その結果が本当に宇宙酔いに結びつくかどうかは、実際に宇宙飛行をやって確かめないとわからないからだ。宇宙酔い対策がなかなか確立できない理由の一つがこのあたりにもありそうだ。

表1・2 「動揺酔い」に見られる症状

自覚的症状	身体的所見
・胃部の不快感	・皮膚や顔面紅潮または蒼白（表在血管の拡張または収縮）
・集中力の低下、無気力	・おくび（げっぷ）
・倦怠感（けだるさ）	・鼓腸（ガスによる腹の張り）
・眠気	・冷や汗
・頭重、頭痛	・空嘔吐
・唾液の分泌亢進	・嘔吐、など
・悪心（吐き気）、など	

宇宙酔いの症状

気持ちが悪くなって吐くのは動揺酔いだけとは限らない。酒を飲み過ぎては吐き、二日酔いのまま仕事に向かうなど、懲《こ》りない反省を繰り返す。強い腹痛におそわれたとき、肉体が極度に疲労したとき、精神が極度に緊張したとき、さらには気持ちの悪いものを目の前に見ただけでも、気持ちが悪くなり吐くことがある。

嘔吐は生理的反射の一つで、中枢は延髄にある。延髄はまた、胃腸や心臓・血管、呼吸など、生命維持の根幹となる自律神経機能の調節中枢でもある。嘔吐反射は、有害なものを吐き出す反射でもあるのだから、生命の安全を保つための大切な機能の一つにちがいない。

延髄の上位中枢に視床下部があり、自律神経のみならず各種ホルモン分泌調節を監視している。その視床下部の上位に大脳辺縁系があって、記憶、喜怒哀楽の情動やいろいろな欲望を生み出しており、さらにその大脳辺縁系が大脳皮質で覆われる、といった脳の階層的構造を考えれば、いたるところに〝酔い〟の原因があっても不思議ではないのかもしれない。

地上の動揺酔いも宇宙酔いも症状は同じなのだが（表1・2）、宇宙酔いでは、症状の現われ方が少し違うようだ、とも言われる。

たとえば、車で酔ったことのある人なら経験的に知っていることだが、嘔吐が近づくと、気持ちが悪い、冷や汗、なまつば、などの前ぶれがある。ところが、宇宙では、そのような前駆症状がなく、突然に吐くことがあるという。

向井千秋宇宙飛行士が、ミッドデッキ（図1・1）から、折れ曲がったトンネルを通って実験室（スペースラブ）に入ったとき、倒立して作業をしている仲間を前方に見たとたんに気持ちが悪くなり、少量だったけど胃の内容物がこみ上げたと報告している。症状は軽いものだったが、嘔吐は突然だったという。「宇宙では重さがないのだから、食べたものが食道から胃へ落ちていかず、したがって逆流しやすくなる」と考えるのは間違いである。食べたものは食道の蠕《ぜん》動運動で胃に送り込まれるし、胃から食道には逆流しにくい構造になっている。

もっとも、無重力状態では、胃の中で重い固形物が下の方へ、ガスが上の方に集まるということはないので、げっぷとともに少量の胃の内容物が飛び出すことは十分あり得ること。事実、宇宙飛行士の報告によれば、げっぷが出にくかったり、胃が押し上げられるような不快があったりするようだ。

二度三度とスペースシャトルに搭乗した宇宙飛行士がいる。酔わない人は酔わず、酔う人はあいかわらず酔いやすい。飛行経験者の三〇％で宇宙酔い症状があっても軽くすんでいるようだ。無重力状態に順応（適応）しやすくなったのかもしれないし、あるいは単に精神的なゆとりかもしれない。しかし、飛行経験者の半数では症状の程度が変わらず、九％ではむしろ症状が重くなったというから（Clément 2003）、飛行経験があるからといって、大丈夫とは言えないことになる。

宇宙酔いの予防

宇宙飛行士たちも、酔い止め薬（抗動揺病薬）を持っていったり、あらかじめ服用したりする。市販されている車酔いや船酔い用の酔い止め薬と似ているが、副作用の眠気を抑えるように宇宙飛行士用に特別に処方されたものだ。

予防的効果はかなりあるが、症状が出はじめてから服用しても、あまり効果が望めないことは地上の酔い止め薬と同じ。かといって、吐き気を抑え込むほど大量に服用すると、眠気、瞳孔散大、口の渇き、だるい、などの副作用が出てしまい、とても仕事どころではなくなる。

吐き気が強い場合や速効を期待する場合には、筋に注射をやることも地上の酔いと同じだ。しかし、強引に症状を抑え込むと、体が生理的に適応する時間（すなわち症状が消退するまでの時間）も延びてしまうのだそうだ。

一九九二年九月、エンデバー号で毛利宇宙飛行士が最初に宇宙飛行したとき、自分自身が被験者となって作業をやる二種類の実験テーマがあった。毛利宇宙飛行士は、実験の結果に薬の影響が出ることを心配して酔い止め薬は服用しなかったそうだ。「自分も研究者の仲間」の意気込みが地上にいる私たちを奮い立たせたものだ。

薬を使わなくても確実に宇宙酔いの発症を抑える地上トレーニング法の開発が強く望まれている。しかし、世界的に宇宙関連の予算削減がつづき、すぐには生命に危険がおよばない「宇宙酔い」にまで研究予算が回らなくなっている現状があり、さらには「酔い」そのものの発症について脳内メカニズムがよくわかっていないこともその開発を遅らせている。

宇宙酔い発症の成因説いろいろ

神経毒説（Neurotoxin theory）

酔いの症状が出るのは、脳内に、酔いを起こさせるような化学物質が放出されるにちがいない、と考えるのが「神経毒説」である。宇宙酔いに限らず一般的な酔い発現のメカニズムとして提案されたもので、「トライスマンの説」（Treisman 1977）とも呼ばれている。

嘔吐は、そのような神経毒を胃から排出しようとするのだ、と考える人もある。実験的に、酔いを起こしている動物の脳脊髄液を別の動物の脳に注入するとやはり酔いが起きてくる、と学会発表されたのだが、他の研究者がやるとどうもうまくいかない。他の研究者が同じようにやって再現できなければ信用してもらえない。

酔いを直接にひき起こす神経毒物質の考えは受け入れられなかったが、酔いが起きるとき、何らかの化学物質が脳内に増えて酔いに関連する神経細胞群が興奮する、なんてことは大いにありうることだ。問題は、それが宇宙酔い発症の原因なのか結果なのかである。脳の科学がもっと進んだとき、「神経毒説」が形を変えて再浮上してくる可能性は否定できない。

体液移動説（Fluid-shift theory）

体液とは、血管の中を流れる血液と血管の外をめぐる組織間液のこと。

地上で二足歩行生活をするわれわれのからだは、下肢の血液を重力に抗して心臓にまで持ち上げ、また心臓から脳に血液を押し上げている。ところが無重力状態になると、立っていてもベッドに寝たと同じ状態なので、重力に抗する必要がなくなり、相対的に体液が頭方向に移動した状態になる。

宇宙で起きる体液移動は、地上でベッドに寝た状態にほぼ近い。実際には、ベッドの頭の方を六度だけ下げた状態がもっとも近いことがわかっている。

頭を下げて寝た姿勢をとると、鼻がつまる、頭が血液で充たされたような感じ（充血感）、顔がむくむ、などの不快が生じることをみなさんも体験したことがあると思う。無重力状態でも同じようなことが起きており、宇宙飛行士たちは、むくんだ顔、太くなった首、そして細くなった足の太ももなどの映像をよく見せてくれる。

「体液移動説」では、体液の移動にともない頭蓋内圧が上昇し、また、前庭器官（耳石器官と三半規管）でも管の内外のリンパ圧差が変化するため、酔いの症状が出現すると考える。

この説の難点は、地上で頭の位置を低くして、頭方に体液移動を起こしてやっても酔いの症状がちっとも生じないことだ。しかし、頭部充血は不快感をもたらし酔い症状を増悪させるからには、無関係とは言えない。したがって、体液移動は、宇宙酔いを誘発する直接の原因と考えるのではなく、むしろ、宇宙酔いを発症しやすくする潜在的要因と考えるべきだろう。

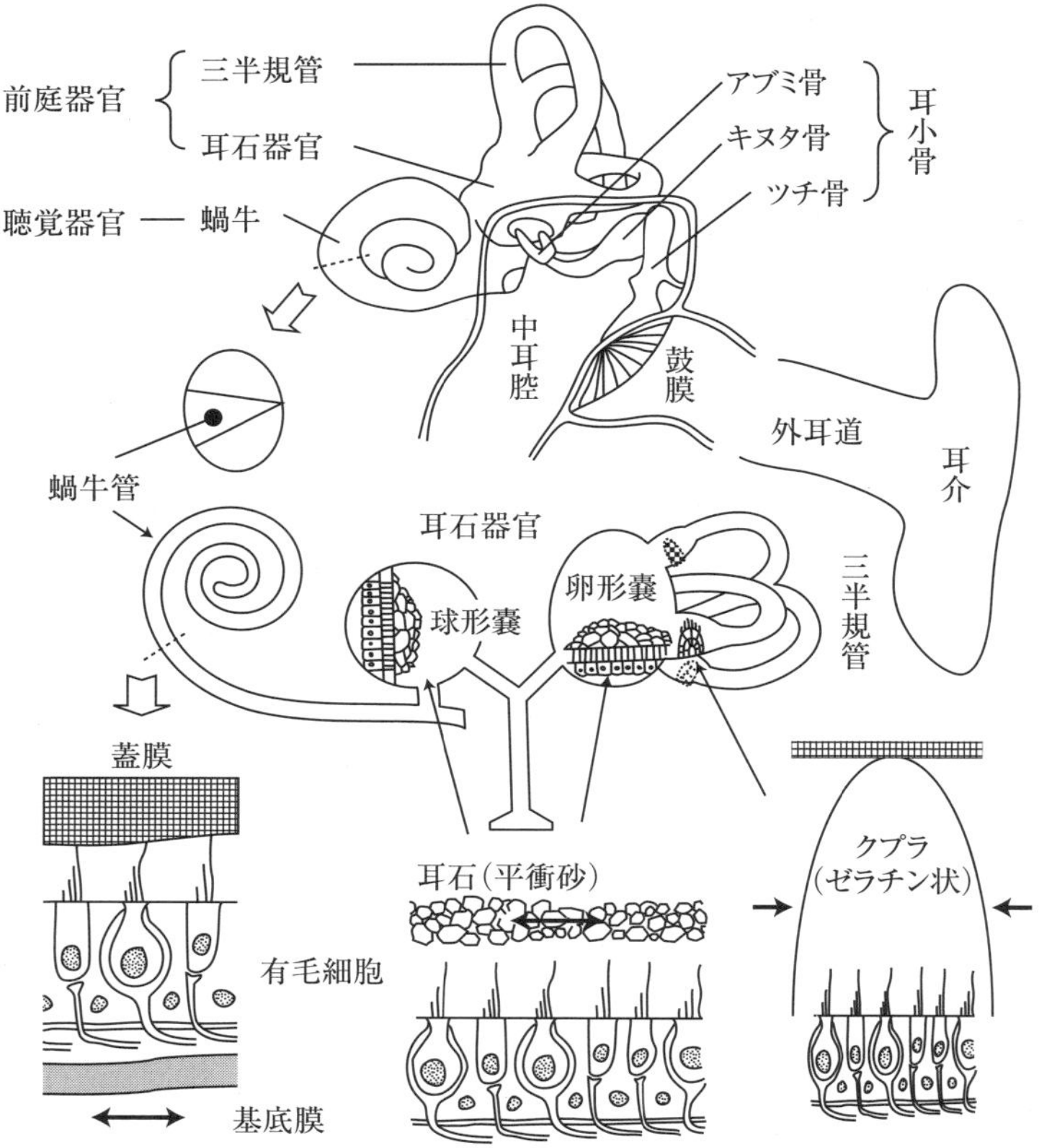

図１・２　ヒトの内耳器官模式図　上段：外耳、中耳、内耳の関係（左耳を左斜め前方から見る）．中段：聴覚器官（蝸牛）と前庭器官（三半規管、耳石器官）．下段：有毛細胞を興奮させる仕組み．矢印方向の力が、基底膜、耳石、クプラを動かす．

感覚混乱説（Sensory-conflict theory）

現在多くの研究者が考えているのが「感覚混乱説」である。

「我々の脳における視覚、前庭感覚、体性感覚の統合や統御の様式は、地球の重力環境下で正常に機能するように習得されたものであり、無重力下では耳石器官からの情報欠落が主要因となって感覚統御に混乱が生じ、高ずれば自律神経系に失調をきたしてしまう結果、酔いの症状が現れる……」といった具合である。「うーん？ 何を言っているのかわからないよ！」といった声が聞こえてきそうだ。少し辛抱してほしい。しばらく読み進むと、しだいに全体像が見えてくるはずだ。

感覚混乱説では、前庭器官（図1・2）の「耳石器官」が〝重力センサー（重力検知器）〟として働かなくなることに注目する。無重力状態では、耳石器官の〝耳石の重さ〟がなくなるので、耳石の重さを検出していた有毛細胞（コラム9参照 p.78）の情報が脳に送られなくなり、そのことが脳で何らかの混乱をひき起こす原因となって酔い症状が生じてくるのだ、と考える。

用語の使い方について一言。

無重力 zero-gravity、無重量 weightlessness、微小重力 microgravity の表現がある。宇宙船が飛行する三〇〇～四〇〇キロ上空はごく地表に近く、重力がほんの一〇％ほど小さくなるだけだ。それが、宇宙船の高速円運動で作り出される遠心力によってキャンセルされるのだが、実際には、わずかな空気分子などの空間物質が抵抗となって宇宙船を減速させるため、〇・〇〇〇〇〇一G程度の重力の発生は避けられない。そこで、厳密を要する科学論文では微小重力 microgravity と表記されることが多い。したがってまた、重力が物体に作用したとき発生する力が重さ（重量）だから、宇宙船内では微小重量が厳密な表現ということになる。

ところが、われわれのからだが検出できる加速度（＝重力）はせいぜい〇・〇一G程度。つまり、宇宙船内のからだについて記述するとき微小重量の表現は無意味で、むしろ無重量と表現する方が適切ということになる。

さて、無重力の表現だが――厳密には、重力（＝引力）の無い世界なんてあり得ない。ところが、世間一般では圧倒的に無重力だ。ふわり遊泳する宇宙飛行士の映像を見たとき、重力が無いからと説明された方が感覚的に受け入れやすい。本書ではもっぱら無重力の用語をつかった。

ついでながら、重力を表す単位はふつうgであるが、本書では重さを表すグラムと区別するためGを使った。本来、Gは一メートル離れた二つの物体がお互いに引き合う力を示す定数（万有引力定数）だ。単位の国際的統一が提唱されて長いが、記述される内容によっては誤解の原因となり、実際に大事故が起きたりしている。

「感覚混乱」成因にも仮説いろいろ

耳石器官からの重力情報が失われるとなぜ感覚混乱が起きるのかについて、さらにいくつかの「仮説」

がある。それらをひっくるめて「感覚混乱説」なのだから、感覚混乱といってもいろいろな考え方があり、何が本当かまだわからないのが現状である。

耳石非対称仮説 (Otolith-asymmetry hypothesis)

感覚混乱の原因は左右の耳石の重さが違うためかもしれない、と考えるのが「耳石非対称仮説」である。私たちの「鯉の宇宙酔い実験」の共同研究者になってもらったドイツのフォン・バウムガルテンが提唱したものである。

耳石非対称仮説では、生涯、破壊と再構築が同時進行している耳石が、いつも左右同じであると考える方がむしろ不自然だとする考えに基づいており、「耳石の重さは左右同じでないことが多く、左右の耳石器官から脳に送られる情報に左右差が生じているが、それを脳は補正して左右の情報量をバランスさせている」と考える。そして、「無重力になって耳石の重さが失われると、そのバランス補正に働いていた神経ネットワークが今度はアンバランスの源となってしまい、混乱の引き金となる」と考えるわけだ。

この考えを支持する研究はあるが、耳石の重さや大きさが左右で異なるという直接的証拠がないこともあり、現在のところ、この仮説が積極的に受け入れられているとは言えない。

感覚代償仮説（Sensory-compensation hypothesis）

耳石器官が重力情報を脳に送らなくなると、視覚など他の感覚情報とのあいだに不適合（ミスマッチ）が生じて脳は混乱を起こし、その混乱が強いと、警報として酔いの自律神経症状が起きる、と考える仮説である。

そして、その混乱が持続すると、耳石情報がなくても他の感覚だけで動き回れるように脳の神経ネットワークが再構築され、その再構築に四日間ほどかかり、再構築が進むにつれて症状は消退するのだ、と考える。第二章でお話しする、私たちの「鯉の宇宙酔い実験」の背景になった考え方でもある。

実際に、帰還した直後の宇宙飛行士たちで検査すると視覚依存が高まっており、この仮説がもっともらしいと考える研究者は多い。

さらに、「宇宙に長く滞在すると、頭を前に曲げたり左右に曲げたりしても、頭位の傾斜感覚は起こらず、からだが前方や横に水平移動するように感じてしまうし、帰還した直後もしばらくその感覚は残る」と報告する宇宙飛行士があり、重力信号が水平信号に読み替えられてしまうのが感覚順応の特徴だと考える仮説（ＯＴＴＲ仮説　otoltih-tilt-translation rearrangement hypothesis）も現われた。

しかし、その後の宇宙実験で、宇宙の長期滞在中、与えられた加速度刺激が読み替えられるようなことはないと報告され、混迷が深まっている。これについては、この章の「宇宙船内の感覚混乱実験」の項で触れる。

高橋の「生体内座標軸理論」

高橋正紘が、耳鼻科医の視点から「動揺酔い」の成因についてユニークな仮説を展開している（『動揺病』1997）。

われわれが日常的な行動や動作を行うとき、脳に形成されている「空間識」（空間認知ともいう）を最新の知覚情報をもとに点検し、その最新の空間識をもとに、予測的に手足や躯幹を動かしている。もし「空間識」が適切でないと予測のエラーや動作不能が起こってしまい、それがきっかけとなって動揺酔いが起きてくる、と考えるものだ。〝宇宙酔い〟についても同じような考え方ができると提言された。

「空間識」の概念は、外界と自己の空間的な相対関係を正しく把握・認識することであるが、さらに時間的要素を含め、刻々と変化している外界の三次元座標と自己が持つ三次元座標が正しく照合（マッチング）されているかどうかを認識すること、とも表現できる。

高橋は、われわれの脳はいつも自己と周囲の空間（外界）の関係を的確に認知すること（すなわち空間識）を最優先させており、その座標軸を三次元的に再現するために視覚、前庭感覚、体性感覚の情報を利用し、また、この三次元座標軸をもとに日常的な動作や行動を予測的に制御している、という考えに基づいて理論を進め、その考え方に「生体内座標軸理論」と名づけた。

高橋の動揺酔い成因仮説は、逆《さか》さメガネ着用実験が軸となって組み上げられたが、説明は明快で説得力がある。私の頭の中でモヤモヤとしていた宇宙酔いの感覚混乱説の理解を一歩進めてくれ、私たちが行った鯉の宇宙酔い実験の成果とその意義について見直してみよう、と思う動機を与えてくれた。「生体内座標軸理論」については、第三章の「逆さメガネ」のところで詳しくお話しする。

無重力で影響をうける感覚

宇宙酔いの話を是非やさしく……と、科学担当のベテラン記者から取材を受けるとなかなか大変である。一緒にやってきて、手もち無沙汰にまかせ、片づけられていない本棚をあちこち物色し、時々、思い出したようにフラッシュを放ってくる無遠慮なカメラマンにも閉口する。

「――私たちが安定に姿勢を保ち、スムースにからだを動かすことができるのは、自分の現在の姿勢をいつも正しく感覚し、からだの動いた結果を正しく認識できているからです。ところが、無重力状態になると感覚混乱が起きるので……」

と説明を始めると、すぐに質問がくる。

「先生。無重力状態で感覚混乱が起きれば、からだを動かすことさえうまくできなくなるはずなのに、宇宙飛行士はスペースシャトルの中を自由に動き回っているし、宇宙服を着て船外活動までもやっています。とても感覚が混乱しているようには見えませんが……」

「はい――いえ――、そう見えなくっても感覚混乱は脳の中で起きているんです。はい――」

「どうしてわかるんですか?」

「えーと、ですね――宇宙飛行中や帰還直後に行われた実験などからいろいろ推察するわけですが……」

「……？」

「では――最初に、無重力になるとわれわれのどんな感覚が影響されるのか、といったところからお話ししましょう。次に、無重力の影響を調べた感覚混乱実験をいくつか紹介しますが――それを理解するには、運動の仕組みと脳との関係について少し予備知識が必要ですね」

というわけで、まずは、感覚の話、運動の話から始まる。

感覚には、味覚、嗅覚、触覚、聴覚、視覚、のいわゆる五感だけでなく、内臓が引っ張られている、胃や腸が動いている、お腹が痛いと感じる内臓感覚、からだの傾きや回転を感じる平衡感覚などがある。

無重力が影響するとすれば、それは重力が関係するような感覚だろうと予想できるが、実際にはかなり微妙なところがある。

味覚・嗅覚

味覚や嗅覚は体調のバロメータだ。かぜ気味だと、味覚や嗅覚が変わることはよく経験する。また、腐った食べ物は味覚や嗅覚によっていち早く察知できる。

宇宙飛行士たちにとって食事は一番の楽しみだ。加工技術が進歩した今では、無重力状態でも、地上と変わらないほどおいしく食事できるように工夫がこらされ、宇宙飛行士たちは、二〇〇種を越えるメニューの中から好きなものを選んで持っていく。

飛行中、そんなおいしいはずの食事に、もっと味付けし、スパイスをきかせる宇宙飛行士が多くいる。嗅覚も、やや鈍感になることが多いようだ。ところが実際に帰還直後にテストしてみると、飛行によって味覚、嗅覚が変化したとは言えない結果になってしまう。

無重力では体液が頭方向に移動するので、鼻づまりが長くつづく。粘膜の腫脹が味覚や嗅覚に微妙に影響しているのかもしれない。あるいは無重力状態、閉鎖・隔離された狭い生活空間、生命の危険と隣り合わせ、といった潜在的ストレスが、少し強い味付けを好むようにするのかもしれない。

聴覚・視覚

無重力下で聴覚が変化したという報告は聞かない。もっとも、船内は、キャビンの換気ファンや装置の排熱ファンがうるさく、都会の雑踏くらいに騒々しいらしい。少なくとも、音源の方向は正しく認識できるようだ。

視覚情報は、もっとも確かなものとして、われわれがいちばん信頼をよせるものである。無重力になって、形や色の見え方が変わったという報告はない。文字を読んだり図を見たりするような、目の焦点を合わせて物を見る中心視は大丈夫のようだ。

これに対して、視界を広く見るような、あるいは動くものを見るような視覚、すなわち周辺視が働くような視覚は影響を受ける。周辺視は眼球運動と密接に結びついており、眼球運動は姿勢や運動にかかわる感覚と密接に結びついている。この話については、少し後の「無重力が影響する感覚・運動の混乱」のところで出てくる。

最近、国際宇宙ステーションに六カ月滞在した七名の宇宙飛行士について眼科学的に詳細に調べた報告が出た（Mader *et al.* 2011）。体液の頭方移動が原因と思われる眼底の異常（乳頭浮腫、底部平坦化、脈絡膜のひだ形成、網膜の綿花状白斑、神経節細胞層の肥厚）と近点視の能力低下を認め、あるものは帰還後も長く残り、問題視されている。しかし、これにしても、〝見る〟という本質的な機能そのものに異常が起きたわけではない。

体性感覚

専門的用語としての「体性感覚」は、触覚、温度感覚、痛覚など皮膚や粘膜にある表在感覚、それに、筋や腱、関節などの深部感覚をまとめて呼ぶときの用語である（『タッチ』2001）。深部感覚は、実際には、四肢の位置や動き、筋の緊張度などいわゆる運動感覚であり、内臓の牽引による感覚などと区別するが、本書では、そのように区別して取り上げる必要がないので、全身に広く分布する感覚として、便宜上、ひっくるめて「体性感覚」と呼ぶことにする。

ふだん、われわれはお尻の圧迫され具合や足の裏の圧迫され具合など、とくに注意を向けないかぎり、意識することはない。しかし、意識しなくても、皮膚の触覚、筋や腱の緊張の具合、関節の曲り具合、内臓のひっぱられ具合、などの情報が、常時、脳へ送られている。

プールからあがってくると、手足や体がとても重く感じるが、すぐに回復する。宇宙の無重力状態に一〇日間も滞在して帰還すると、やはり体は重く感じるが、回復に二日間ほどかかってしまう。重さを認識する脳のしくみには慣れ現象（あるいは適応現象）があり、ある一定の状況に置かれ続ける時間が長いほど回復が遅れることがわかる。

無重力になったからといって触覚が鈍くなったという話は聞かない。体性感覚を受容するセンサー（感知器）そのものの能力が影響されることはなさそうだ。無重力下では物の重さを手で振って見当づける。地上に比べて感度も精度もかなり悪くなるが、それは、圧を感覚するセンサー自体の感度低下ではなく、物体の重さ（加速度×質量）の加わり方が地上とかなり違うためと思われる。

宇宙飛行士たちは、船内を楽に移動するが、姿勢を固定して作業をやるのは苦手だ。体重を支えるために使う抗重力筋（重力下の立位姿勢保持に働く下肢や脊柱、首の筋）はほとんど使う必要はなくなるが、腰を落とすにも力がいるし、腕だって引っぱり下げてやらねばならない。いかに大変か、今度プールに行く機会があったらぜひ試してみてほしい。

そんなふうに宇宙で使う筋が変わると、その筋にびっくりするような変化が起きることがわかっている。体重を支える抗重力筋は、じっくり力を出し続けるには適しているが、瞬発力を出すのが苦手な遅筋線維だ。ところが、無重力下で二、三日もすると、抗重力筋の遅筋線維が瞬発力を出すのに適した速筋線維に変わり始めるのだ。筋の性質が変わるのであれば、その筋をコントロールする運動神経や筋の収縮具合を検出する感覚神経にも変化が起きて不思議はない。事実、宇宙に滞在したネズミでは、脊髄の神経細胞にも変化を認めたという。これら一連の研究は、米国と日本の研究者によるものだ。

前庭感覚（平衡感覚）

「前庭感覚」の用語は、視覚や体性感覚に対比させるため、このように呼ぶことがある。一般的には「平衡感覚」である。実際には、前庭器官（三半規管と耳石器官の総称）はもっぱら姿勢調節や眼球運動の反射に利用されるので、特殊な場合をのぞいて、感覚として意識にのぼることはない。

したがってまた、無重力になって前庭感覚が変わったとしても、それは反射の変化とか作業・行動の変化として見られることになる。姿勢の調節や目の動きが無重力下でどのように影響されるか、これも少し後の「無重力が影響する感覚・運動の混乱」の項でお話しする。

前庭感覚は、視覚、体性感覚とともに、姿勢のコントロールに重要な感覚系である。宇宙酔いの感覚混乱説では、特に耳石器官と他の感覚とのミスマッチ（不一致）を重視する。

無重力が感覚におよぼす影響がわかりはじめると、われわれ地球上の生物がいかにうまく重力を利用して生活しているか、より正しく理解できるようになってきた。

地上で生活するわれわれが、からだの平衡を安定に保ち、スムースにからだを動かすことができるのは、「視覚」「体性感覚」「前庭感覚」からの情報が脳で照合され、お互いにミスマッチのないことを常に確かめているからだということも、より深く理解できるようになった。

獲物を追いかけて草原を疾走するヒョウやチーターの映像を見ると、ダイナミックに躍動する四肢や体躯に比べ、頭部が地面に対して同じ高さを保つように水平移動していることに気づく。平行棒の上で体操する選手、ゴルフボールを打つプロゴルファー、プロ野球選手がボールを打つとき、みんなそうだ。

つまり、自分をとりまく空間座標（外的座標）の中で頭位をしっかり位置づけているのであり、それによって正確な空間識を確保しているのだ。その際、前庭感覚は、自分自身の身体座標（内的座標）における頭位について正確な情報を脳に提供することによって、その空間識の構築に役立っている。

電車の席で、眠りながら本を読んでいる器用な人を見かける。頭が傾いたり、上体が傾いたりしても、不思議なことに、倒れてしまうことはない。「視覚」が働いていなくても、「体性感覚」「前庭感覚」を利用して無意識のうちに姿勢を立て直すことができるのだ。

視覚、聴覚ともに失ったヘレン・ケラー（一八八〇―一九六八）は、介助さえあれば、普通に外を出歩くことができ、日本にも来ることができた。「体性感覚」「前庭感覚」が正常に、おそらく正常人以上に機能していたにちがいない。ちなみに、津田塾大学の創始者津田梅子を紹介した番組で、ヘレン・ケラー女史が彼女宛に書いた自筆の手紙が紹介されていた。目の見える人の書簡と見まごうものだったが、定規を使って描いたような特徴的な文字に、大変な努力と工夫を読み取ることができ、いたく感銘をうけた。

メニエール病による頑固なめまいに悩まされる患者では、薬物を耳から注入して、両側の前庭器官の働きを失わせてしまうことがある。それでも、数週間すると日常生活がおくれるまでに回復する。「視覚」「体性感覚」が代償してくれるのだ。

そしてまた、宇宙の無重力下で、宇宙飛行士たちが宇宙船内をスムースに動き回り不都合が生じないのも、耳石器官の働きを他の感覚が代償してくれている、と考えればわかりやすく、そのように姿勢制御プログラムが組み換えられるのだと考える、それが「感覚代償仮説」だ。

無重力下で見られる特徴的な動物たちの姿勢・行動

一九九〇年、TBSの記者だった秋山豊寛がロシアの宇宙ステーション・ミールに出かけたとき、宇宙科学研究所（宇宙航空開発研究機構JAXAの一つの機関）のグループが用意したアマガエルを持っていった。無重力下に浮いたカエルは、首を後ろに反らせ、手足をいっぱいに広げた。それはちょうど、小枝から飛び降りて地面に着地する姿勢だ。地上で自由落下するときも一瞬無重力状態となり、耳石器官からの情報が失われるのだから、「なるほど！」となっとく（『宇宙実験最前線』1996）。

さらに、地上を動き回るだけで、枝葉から枝葉に飛ばないカエルだと、手足を伸ばすだけでなく、下肢を交叉させて起き上がるような行動をとるし、カメも首を長くのばして起き上がるような行動をとるそうだ。じぶんがひっくり返ったと錯覚するのだろう、というわけだ（図1・3）。

航空機の放物線飛行（図1・4）で作り出した無重力状態で、モルモットの行動を観察したことがある。やはりカエルに似た姿勢をとり、首をうしろに反らし、四肢を伸ばし、短い尾をもちあげ、回転しながらどこかにつかまろうとする。

地上で、背中を下にしたネズミを三〇センチほどの高さから落とすと、「立ち直り反射」（体をねじり四つ足で着地する反射）によってクルッと首・躯幹をねじり、四肢と腹で着地する。ネコでよく知られている反射行動だ。ところが、そのネズミの前庭器官を破壊すると、無重力下のモルモットと同じように首を後ろに反らせて床を動き回るし、背中を下にして落とすと、そのままドサッと床にぶつかってしまう。

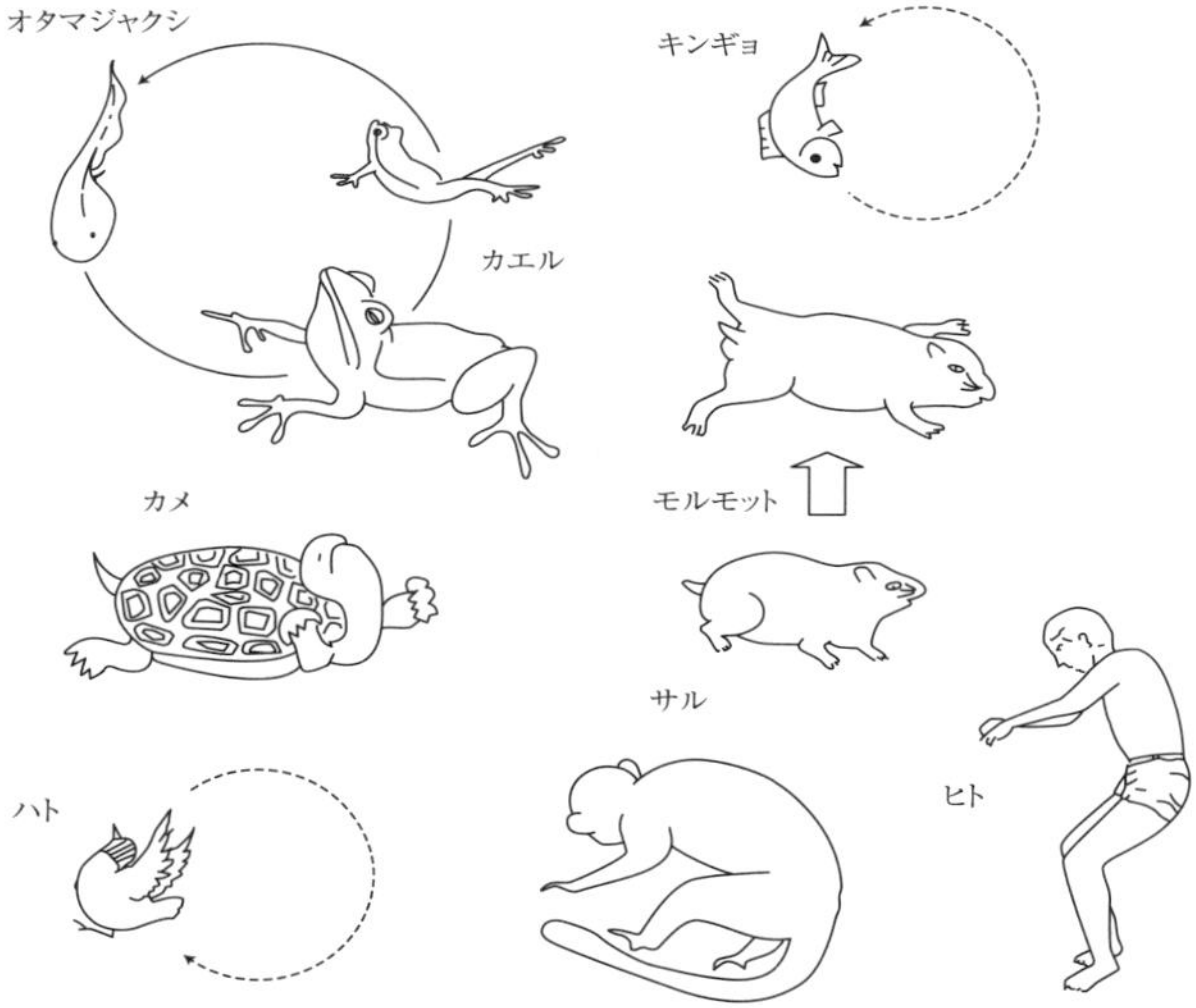

図 1・3　無重力下の動物の姿勢・行動

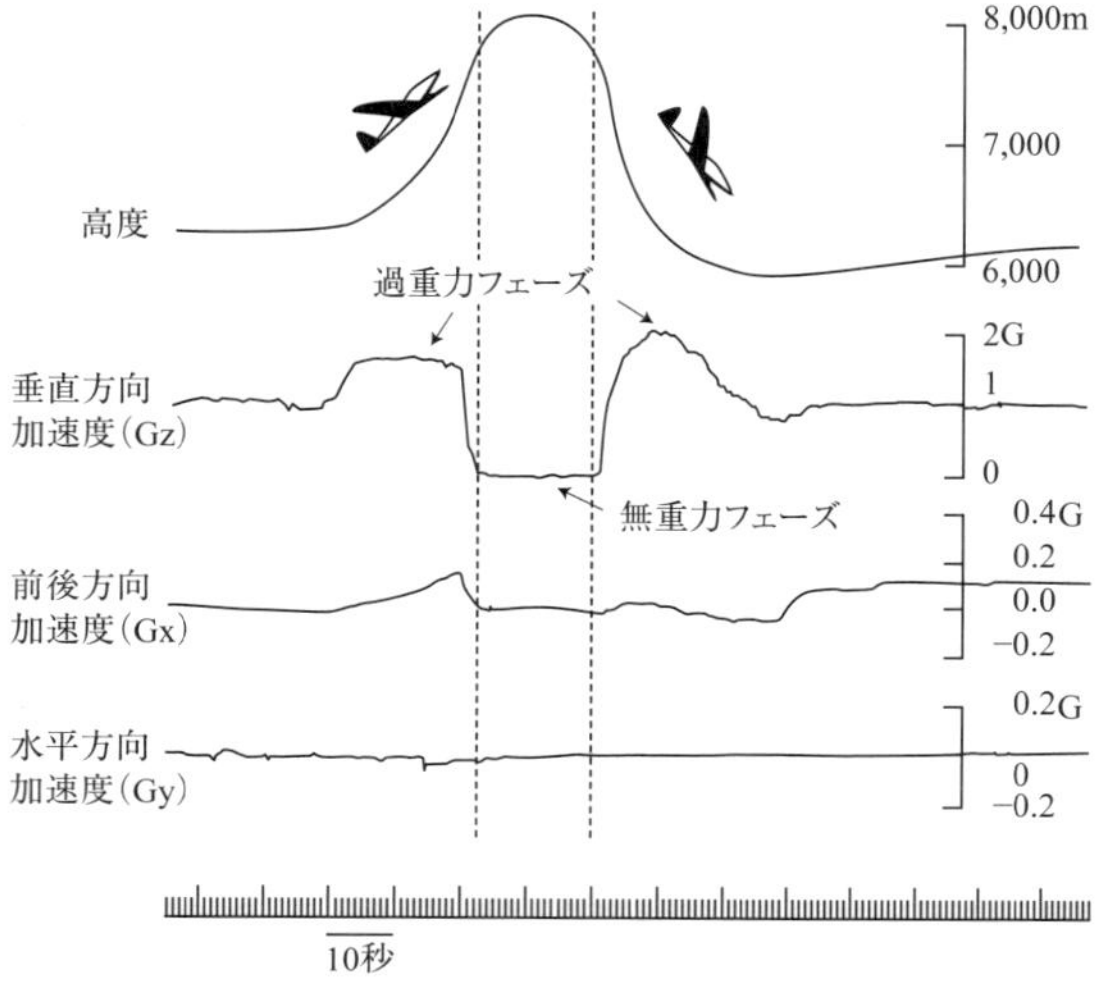

図 1・4　航空機放物線飛行の無重力フェーズと過重力フェーズ.
MU-300 機（図 2・7 p.89）放物線飛行について３軸方向加速度変化を測定した例.

目かくししたハトできれいに観察できるそうだが、航空機の放物線飛行で無重力になると、ハトはすぐに飛び上がり、両足を突き出しながら後方回転（バク転）をつづける。ロシアの宇宙ステーション・ミールでふ化したウズラは、小さい羽を休みなくはばたかせながら後方回転をつづけ、エサを食べることができなかったので、安楽死させたという。

鳥たちは、首をのばしてバク転することによって重力に代わる加速度を作り出そうとしているのだろうか、あるいは着地行動にともなう羽ばたきの浮力がバク転を生み出しているだけなのだろうか。

一方、目をふさいだ小魚は鳥とは逆の前方回転だ。空中に放り出されたと錯覚し、水にもどろうとするのだろうか。あるいは、浮き袋による浮力が失われたため、深くもぐって浮力を作り出そうとするのだろうか。

鯉の宇宙実験を監視するため、ハンツビルのマーシャル宇宙飛行センター（ＭＳＦＣ）（コラム３参照）の一室に詰めていたとき、同じ部屋の端の方で、ケン・スーザ（ＮＡＳＡ・エイムス研究センター）のグループがカエルの卵をふ化する実験をモニターしており、ときどきのぞき見させてもらった。モニター画面に、ふ化したばかりのオタマジャクシがあちこちでクルクルと前方回転しており、感動したものだ。水中で生活するオタマジャクシは無重力下では前方に回転し、水から出たカエルが無重力下で跳ね回ると後方回転を始める。

ようするに、無重力状態の動物たちは、自分がふだん生息する環境に適合した安定姿勢を求めようとする、と考えることができそうだ。

ところが、ヒトやサルになると、様子がかなり違う。

宇宙船内で宇宙飛行士が全身の力をぬいて静かに浮かぶと、ちょうど水中に浮いたようにやや体を丸める。頭は少し前に傾斜、両肩があがり、腕は胸の高さで開きぎみ、ひじ関節をゆるめ、腰を少し丸め、脚は開きぎみで持ち上がり、ひざ関節をゆるめ、足がだらりと伸びる。もっとも、ヒトが無重力下で安静姿勢をとるときは、意識してからだの力を抜くのだから、下位の動物とは違う。

スペースラブにサル（赤毛ザル）が搭載されたことがある。最初はびっくりしてケージの網につかまろうとするが、やがて馴れるとゆっくり浮かびながら移動するようになった。移動中のサルは、ヒトの安静姿勢に似た姿勢をとっており、長い尻尾は両下肢の間から腹側に巻き込んだ。

なぜだろう？　無重力下のヒトやサルは、なぜ下位の動物たちと違う姿勢をとるのだろう？

宇宙船が無重力状態になった瞬間、からだが前方に落ち込むような感覚があったと報告する宇宙飛行士が

コラム 3

マーシャル宇宙飛行センター（MSFC）

George C.Marshall Space Flight Center が正式名。陸軍で有名をはせた将軍の名をとってアイゼンハワー大統領（1953～1961）が命名。1960 年、宇宙船ロケット開発を目的に、アラバマ州の小都市ハンツビル郊外、スワニー河沿岸に建設された NASA 基地の一つ。初代所長は、第二次世界大戦中、ドイツで V2 ロケット開発に従事、終戦と同時にアメリカに亡命し、その後のアメリカの大型ロケット開発の基盤を築いたロケット工学者フォン・ブラウン博士（1912～1977）。SL－J では、スペースシャトル搭載ペイロードの PS・MS 訓練および飛行中の運用を担当し、そこの一つのビル内に置かれたポック（POCC; Payload Operation Control Center 実験運用管制センター）が研究者側とスペースラブ搭乗員の間の連絡を仲介する基地となった。

ある。また、放物線飛行で無重力になった瞬間、被験者は前方傾斜感覚を経験することがある。だからといって動物のように首を後に反らすような行動は見られない。

やはり大脳の発達を理由として考えたくなる。ヒトやサルも、カエルやモルモットで見られるような姿勢反射の神経回路を持っている。その回路が脳幹や脊髄に配置されていることも同じだ。ところが、大脳が発達し、自分の置かれた状況を把握し、それを受け入れるといった高次な認知機能が獲得されるようになると、姿勢反射の機能はその支配下に組み込まれてしまったのだ。

たとえば、膝蓋腱反射《しつがいけんはんしゃ》。ご存知の、膝の腱をハンマーでたたくと足が跳ね上がる反射であるが、膝に注意が向いていると反射がうまく出てくれない。そこで、検査する医師は、ハンマーでたたく一瞬、患者の注意を他にそらすように、いろいろ工夫をやる。

ようするに、ヒトやサルで、モルモットやネズミのような姿勢反射を見ることができるとすれば、それは大脳の判断を仰いでいる時間的余裕がないようなとき、たとえば、高い台の上から飛び降りたり、なんらかの原因でからだの姿勢バランスをくずしたとき、スポーツの訓練で習得した結果を一瞬の動作で発揮させるとき、病気のため反射を統制できなくなったとき、などの緊急事態や異常事態発生時に限られてしまう、と理解できそうだ。

運動をスムースに行わせ、姿勢を安定させる脳内メカニズム

取材記者との対話。

「道を歩いているときのことをちょっと思い出してみてください。自分の足が今は右、いまは左、なんて意識していますか?」

「いーや、だいたいは、取材した内容をどんな具合にまとめてやろうか、なんて考えながら歩いていることが多いですね」

「ゴルフをおやりになりますか?」

「やることはやるんですが、忙しくて……。ときたま仲間と出かける程度だから、なかなか初心者のレベルから抜け出られないですね」

「両足の幅はこんなもんかな——グリップの握りの位置はこれでよし、左腕をグッと伸ばして、膝をゆるめて、ヨーシ、ソレッ——、といった具合でしょうか?」

「えー、その通りです。先生もおやりになるんですか?」

「いーや、私はやりませんが、想像するだけです。体を動かすとき、視覚、体性感覚、前庭感覚の感覚情報を確かめ、それから動けの命令が出ていたのでは、理屈が先行してしまい、ぎこちない動作になってしまうだろうな——なんて。——話を先に進めましょう。運動や姿勢の制御様式の話しです」

脳の身体地図と身体照合モデル

少年たちが、後ろを振り向きながら前に走り、友達と話ながら階段を駆け登る姿をよく目にする。ふだん、われわれが、歩いたり、走ったり、スポーツをやったりするときも、特に意識することなく反射的に姿勢を安定に保ち、スムースに動き回っている。

これを可能にしているのが「空間識」だ。いま自分がどんな姿勢をとっており、どこにどんな障碍物があるかちゃんとわかっているのだ。さて、そんな便利な空間識ってどんなものなのか、少し深めてみよう。

われわれの脳には、自分の頭部、躯幹、手足を写した「身体地図（ボディ・マップ）」があり、必要度に合わせて各部位が占める広さを決めている。つまり、細かい動きの必要な手指の運動、精緻な調整の必要な発声や咀しゃく運動などにはたくさんの脳細胞がかかわるように配分されている。各部位の広さは新たに修得された内容が豊富なほど拡張されるようだ。

このような身体地図があるということは、自分の身体部位を見当づけるための座標（身体座標、内的座標などと呼ばれる）がしっかりと構築されていることを意味しており、したがって、自分の鼻先に自分の指先を当てる身体定位動作なんていとも簡単、目を閉じていても、すばやく正確に繰り返すことができる。

これに対比されるものとして外的座標がある。自分が感覚する外界の座標だ。ふだんの生活では、視覚入力が圧倒的で、それに外的座標のほとんどをまかせているのだが、しかし、視覚的な座標はかなり専制的、独断的だ。

たとえば、カエルで眼球をねじって固定してやると、傾いた視覚的座標の中に虫を捕え、変な方向にジャンプするという有名な実験がある。したがって、視覚的な座標は、常時、体性感覚と前庭器官で感じている重力方向によって、その垂直軸を確かめている必要がある。

さて一方、歩く、飛び上がる、しゃがむ、物を投げる、さらには道具を使うなどの日常的な動作を考えると、それは、四肢の屈伸、物をつかむ、躯幹や首を曲げるといった、生まれながら身につけている基本的な運動要素をうまく連動させたものであり、学習することによって、目的を持った所作を反射的に正確に行えるように修得されたものだ。その修得では、連動する運動のパターンを内的・外的座標に対比、照合を繰り返しながら、それぞれの座標とともに脳に記憶され、固定化されているにちがいない。

「空間識」は、予測を含めた時間軸と三次元の空間軸の中に自分を定位すること、あるいは、自分と自分を取り巻いている時間的・空間的相対関係を認識する脳の働きであり、動物や霊長類が危険な外敵から逃れるためにもつ基本的な能力である。脳は、今その瞬間に実行されている動作が、修得された運動の連動パターンと合致（マッチ）しているかどうか、身体座標（内的座標）と外界の座標（外的座標）に矛盾が生じていないかどうか、いつも意識下（無意識）にモニター（監視）しているのだ。

そのような空間識による運動の制御様式は、大脳皮質の系統的発達とともに複雑に進化した。霊長類では、「空間識」の構築に脳のいろいろな部位が関与していることが少しずつ明らかにされている。

ヒトでは、そのような空間識を生み出す脳内の仮想神経網を、「脳内身体スキーマ」とか「脳内身体照合枠」「脳内身体図式」「脳内モデル」などいろいろに呼ばれているが、本書では脳の「身体照合モデル」を使うことにする。概念は、サイエンス・ライターのブレイクスリー母子が、脳の高次な機能と破綻を描き出す中で引用する「ボディ・スキーマ」そのものだ（コラム4参照）。

やっとおはなしができるようになったヨチヨチ歩きの幼児では、これらの〝身体地図〟そして「身体照合モデル」がまだ構築段階にあって十分に成熟していないので、自分の鼻先に上手に指をつけることもできないのだ、と考えるわけだ。少年期にほぼ完成する。「身体照合モデル」が脳のどこでどのように構築されているのか、脳科学者たちは漠然とながら、描きだしつつある。

最近では、MEG（脳磁図）、PET（陽電子放射断層撮影）、fMRI（磁気共鳴機能画像）など、直接ヒトで脳活動を観察できる非侵襲的研究方法が導入され、コンピュータの驚異的な進歩と相まって、脳の働きの理解はまさに日進月歩だ。

コラム4

ボディ・マップ、ボディ・スキーマ、ボディ・イメージ

アメリカの脳神経科学専門のサイエンス・ライター、サンドラ・ブレイクスリーとマシュー・ブレイクスリーの母子共著による『脳の中の身体地図―ボディ・マップのおかげで、たいていのことがうまくいくわけ―』（小松淳子　訳、インターシフト、2009）では、最先端の脳科学研究のトピックスに独自の見解を加えて、巧妙に構築され、可塑性に富む脳の働きを鋭く洞察し、心の問題にまで展開している。著書では、視覚や体性感覚が脳のあちこちに構築するボディ・マップbody map（身体地図）情報に前庭感覚、聴覚情報が加わり、さらに 予測、期待が加わって自分と外界との空間を意識下（無意識的）に認識している身体感覚をボディ・スキーマbody schema（身体図式）としてとらえた。これに対して、同じくボディ・マップに根ざすが回路は特殊化されておらず、自分自身を意識的に見ようとする、より上位の身体感覚をボディ・イメージbody imageとしてとらえた。ボディ・スキーマもボディ・イメージも成長とともに進化するが、ボディ・イメージは、思い込みをやりがちで、状況の変化に応じて再構築されるボディ・スキーマを受け入れることができないと、やっかいな心の問題を生み出すのだという。

修練の極地

もっと高等な運動のコントロールについても考えてみよう。

スポーツや武道では、雑念をとり払い、気持ちを集中することがとても重要とされている。ちなみに、心の準備なしにボケッと立っていると、ちょっと押されるだけで姿勢はくずれてしまうが、両足を軽く斜めに自然体にかまえ、全身の力を抜いて気持ちを丹田《たんでん》（ヘソの少し下あたり）にもっていくと、軽く押されたぐらいではビクともしないし、また、とっさに反射的行動にも移れる。修練によって、とっさに、そのような雑念のない無の境地に入ることができるようになるのだそうだ。

テニス、サッカー、ゴルフなど、何をやるにしても、最初は思ったところにボールが飛んでくれない。ところがプロの選手となると、まったく超人である。人間は訓練によって驚異的な能力を発揮できるようになるようだ。訓練によって、いち早く自分自身を準備状態に導くことを会得し、訓練によって基本的な運動要素を鍛え上げ、またそれらを運動させる最良の運動パターンを脳のどこかに定着させるにちがいない。そこはもうほとんど意識下の世界、反射の世界である。

そして、もし命令を実行した結果が思い通りでなかったとき、あるいは予想外の事態が発生したときには、意識する脳がでばってくる。意識する脳は、事態が緊急を要するかどうか、利用された連動パターンに問題がなかったか、身体照合モデルに修正が必要かどうかなど、一瞬に判断し、ただちに指令を出す。采配を振るってしまえば、もう別のところに関心を向けてしまうのが意識する脳だ。

この繰り返しが、すなわち訓練による習熟であり、「身体照合モデル」熟成、「空間識」発達のプロセスと考えることができる。訓練による習熟や熟成には、小脳の働きおよび大脳連合野（ここでは異種感覚間、感覚と運動、記憶などの連合、さらに判断などの高次機能を連合させている部位）の関与が大きい。これらの脳部位では、神経細胞が手をだして別の細胞に連結したり、情報の通る道筋を太くしたり、不要な興奮を抑制したり、神経伝達物質が変化したりして、刻々と様子を変えるのだ、と最新の脳科学は教えてくれる。

記者に同行してきたカメラマンは、若い頃には格闘技でもやっていたかと思わせる、がっしりとした体格の持ちぬし。それまで所在なさそうに記者の後で話を聞いていたが、突然、ニャリと顔をあげ、ボソッと声をだした。

「脳のやっていること、まるでうちの会社と同じですね。社長は会社運営の方針を示すだけ。実際の運用は部長や課長にまかせて、その結果だけ報告を受けている……」

休憩を言い出しかねていた記者が、バッグから缶コーヒを三つ取り出しながら、

「だからといって、ふだん遊んでるわけじゃなさそうだし、何かあったときなんか走り回ってるところも似てるんじゃない？」

「いずれにしろ、俺たち〝ひら〟は、会社の手足にすぎないってことですね」

「いーや、目や耳であり、筋肉でもあることを忘れてほしくないね。あんまり酷使してもらいたくないもんだ」

「まったく、そのとーりですよ！――ところで、その脳の身体照合モデルってのは何ですかね。人事課や管理課ってとこですかね？」

「ウーン、いつも俺たちの働き具合を見張ってるところとなると、そんなところかな？」

「どんなやつらか知ってます？」

「よくは知らないね、そんなこと考えたこともなかったからな。――あっ、先生、すみません。つまんないことしゃべっちまって……」

「いーや、ちょうどのどが渇いてきたので、休憩はありがたいですね」

宇宙飛行士たちが見せてくれる感覚・運動の混乱

当然のことながら、姿勢の保持、運動の基本的要素、それらを運動する様式、訓練による習熟などは、地上の重力の作用下でスムースに働くように組み上げられたものであり、無重力状態までも考慮されていない。したがって、宇宙船内でそれらをテストすると奇妙なことがいろいろと起きてしまう。代表的なものを次にいくつか取り上げてみた。

直立する

地上で直立姿勢をとると、目を開けていても閉じていても体軸が五度ほど前傾する。そのとき前に倒れないように、下腿の後ろの筋（下腿三頭筋＝ヒラメ筋と腓腹筋）が緊張して、からだを後方へ引っ張ってくれている。

飛行開始後の二日目、三日目、二名の宇宙飛行士の直立姿勢（靴を床に固定）が飛行前と比較された。不思議なことに、二日目、からだを前傾させる筋（前脛骨筋）が緊張して、前傾角度は一〇〜二〇度と強くなっていた（Clément and Lestienne 1988）。

直立姿勢で収縮するはずの下腿三頭筋が、無重力下のため収縮しないので、もっと前傾しなければならないと錯覚するのかもしれない。あるいは、低位の動物たちのように、着地姿勢をとるために前傾を強めているのかもしれない。

クレマンの著書に、このときの宇宙飛行士の姿勢が写真で紹介されているが、とても不自然な立位姿勢だ（Clément 2003; p.108）。無重力下で直立姿勢となると大変な努力が必要なことがわかる。

飛行の三日目にはずいぶん改善され、地上の姿勢とあまり違わなくなったそうだ。

大きな水槽で直立姿勢をとり、水位を肩くらいまで高くすると、からだが浮きはじめる。そのときの下肢筋電図を記録すると、無重力状態と同じように、ヒラメ筋や腓腹筋の放電が消え、前脛骨筋の放電が強く現われるようになる。からだがフラフラしないように、つま先に力が入ってしまうからである。浮いてしまえば、ともに筋放電は消失してしまう。（ひょっとして、無重力状態で直立姿勢をとったときも、水に浮きかけたときと似た状態になっているだけのことでは……）、なんて疑いたくなるのは研究者の悪いくせだ。

視標を指さす

真正面の視標を確認してから、目を閉じ、すばやくその視標を指さす、という簡単なテストが行われた。地上でやれば目を閉じても正確にできる簡単な空間定位動作である。無重力下では、腕の重さがなくなるのだから、指標より上方を指さしそうなもの。ところがそうはならず、かなり下方にずれてしまう。指標の位置がわからなくなってしまうのだという（Watt 1997）。

航空機の放物線飛行（図1・4参照）を利用した指さしテストでも、無重力フェーズになると下方を指すことが以前から知られている。私たちもやってみると、たしかに無重力フェーズでは指標より下方を指さし、先行する過重力フェーズでは逆に上方にずれた。被験者たちは、「無重力フェーズではもっと下方を、過重力フェーズではもっと上方を指すべきだと感じた」、と報告してくれる。

私自身も体験してみた。過重力フェーズでは、お尻が座席に押し付けられ、足も床に押し付けられるので、からだが沈み込んだ分だけ腕を上方にずらせて指さしているのをなんとなく感じるが、意識的にやっているわけではない。無重力フェーズではまったくその反対で、それが「無重力フェーズではもっと下方を、過重力フェーズではもっと上方を指すべきだと感じた」という報告になっていることがよく実感できた。

私たちの実験では、このからだの沈み込みと浮き上がりを実測し、指さしがそれ以上にずれることを確かめた。また、このずれは、手に重りを握らせてもすぐに補正され、重りがないときと同じようなずれの大きさになることもわかった（図1・5）。つまり、〝この程度の運動負荷であればこの程度の力を出してやればよい〟といった運動学習のプログラムそのものは正常に働いていることになる。

つまり、このずれは、脳の「身体照合モデル」で用意された予測量と実際に遂行された運動とのミスマッチ量なのだ。脳が再解釈 re-interpretation した結果、と表現されることもある。

無重力下での指さしテストを数日後に再びやると、かなり改善されたがやはり下方を指したという。前方指さしでは腕を挙上する筋がもっぱら働いて腕の位置を決めており、直立姿勢では下腿三頭筋が躯幹を後方に引っ張って最適な前傾決めている。無重力下では、それぞれの拮抗筋が収縮して位置ずれをつくりだしているようであり、外見はちがっても類似した運動の制御様式として理解できるのかもしれない。

図形や文字を書く

動作の内容を、もう少し複雑で形や意味のあるものにした宇宙実験がある。

目を閉じて、手にもったキャンバスに立方体図

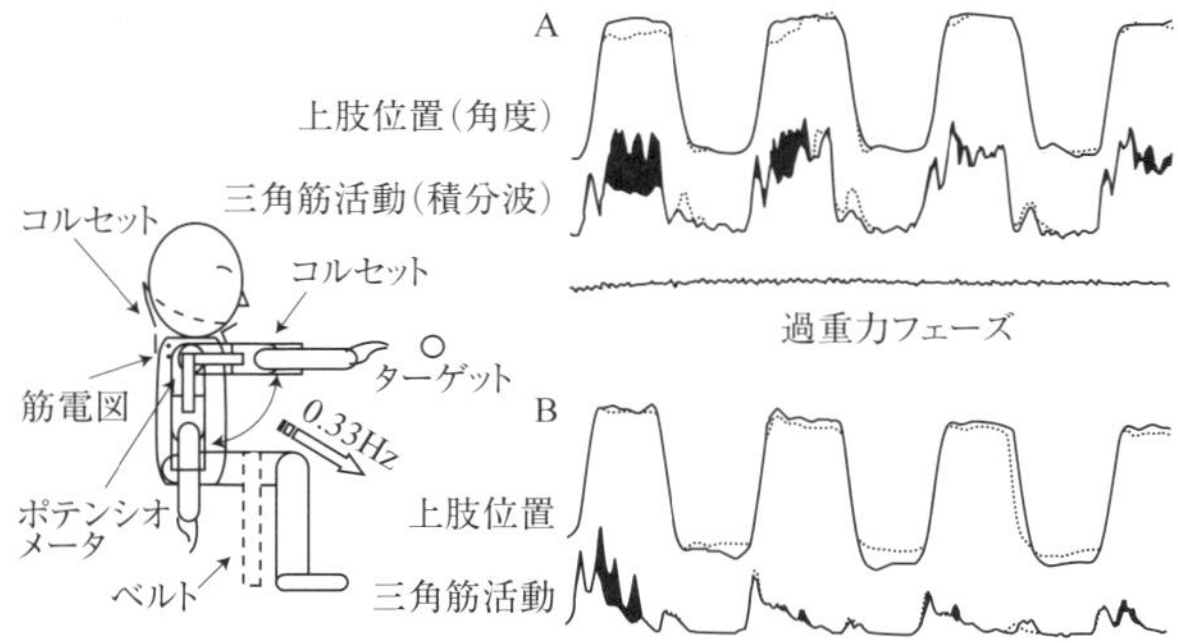

図 1・5　放物線飛行中、鉄塊を手ににぎって指さし動作をすると ------.
左図：被験者を航空機座席にしっかり固定、目を閉じて、正面の目標物を指さす動作を 0.33 Hz で繰り返す．右図：放物線飛行の過重力フェーズ（A）および無重力フェーズ（B）の上肢位置と三角筋の積分筋電図 10 秒間の記録．右図に、手に 0.5 kg の鉄塊を手に持って行ったときの上肢位置の変化（点線）と筋活動量の増加分（黒の塗りつぶし）を重ねて示した．各フェーズともに、動作の繰り返し 3 回目までには運動の補正がほぼ完了していることがわかる．（Chen Y, *et al.* 1999 より）

形（サイコロなど）や円を描いてもらう。また、膝に張りつけたノートブックに自分のフルネームを横書きと縦書きで書いてもらう。

飛行前と比べてみると、立方体も円も文字列も縦方向だけが短かくなるのだ（Clément 2003）。空間識の座標軸が、縦方向だけ影響を受けると考えたくなる。

留意したいのは、無重力になっても、指さす、直線や円を描く、文字を書く、といった運動のプログラムそのものは地上と同じように働いているのだが、どうも空間識の尺度にくるいが生じているらしいのだ。

頸部位置センサー

ふだん気づくことはないのだが、頭を支えている頸部の脊柱や筋も身体座標の重要な情報源であることを教えてくれる宇宙実験がある。

首を横に傾けたまま、目を閉じて、床面に対して垂直な線や水平な円を空間に描くと、地上では、ほぼ重力軸が垂直線となり、床面に平行な円が描かれる。ところが無重力下では、傾いた頭の軸を垂直にした線や円になってしまう（〝Space Physiol. and Med. 3rd ed.〟(1994)）。

身体座標（内的座標）の情報が四肢からも耳石器官からも入らなくなり、しかも目を閉じてしまうと、この首からの情報が空間座標を決める重要な手がかりになるようだ。頸部位置センサーと呼ばれる。

スペースラブ1（コラム5参照）実験で、この頸部位置センサーをうまく刺激した実験がある（Young *et al.* 1986）。

半球ドームに顔を突っ込み、バイトボードを口にくわえて頭が動かないようにして、からだを浮かせる。半球ドーム中心の目印を見るように指示し、被験者の胴体をゆっくり振ってやると、頭もからだも目印を中心に動いているような錯覚が起きる。頸部位置センサーから脳に送り出された身体座標軸情報が作り出す錯覚と考えられた。

自己運動感覚（ベクション）

この頸部位置センサー実験と同じ装置で、胴体を振るのではなく、半球ドーム内面に投影した水玉模様（ランダム・ドット・パターン）を回転させることもやっている。目印を軸に視覚パターンを回転させるのだ。パターンが回転を始めると、数秒で点の動きが止まり、同時に、自分のからだの方が回転とは逆方向に動き始める。そのように感じるのだ。自分が搭乗している宇宙船が回転しているように感じる人もあるという。

このとき、浮いている躯幹が、その回転感覚にさからう方向に曲がっているが、本人はそのことに気づかない。視覚パターンが時計回りだと、脳は、からだが反時計方向に回転を始めたと錯覚

コラム5

スペースラブ1 — Spacelab1 —

1983年11月29日～12月8日飛行のスペースシャトル・コロンビア号に搭載された最初の宇宙実験室。ヨーロッパの研究グループおよびアメリカ、カナダの研究グループが宇宙飛行士を被験者に種々の前庭機能実験を行った。温度性眼振が無重力下でも誘起できることを見出し、ノーベル医学賞受賞者バラニー博士の内リンパ対流起源説に一石を投じて話題となった（無重力下では対流が起きないから、内リンパの対流が眼振を誘起することはない）。スペースラブ1の実験成果はExp. Brain Res. Vol.64,1986）に特集された。

し、逆方向（時計回り方向）に首を立て直そうとする。ところが、頭はバイトボードをくわえていて動かないので、回転させようとする力は首から下を反時計回り方向に傾斜させてしまうのだ、と説明された。

このように、自分が動いていないのに、あたかも動いているように錯覚してしまう運動感覚を「自己運動感覚」あるいは「ベクション vection」と言う。ベクションは、視覚、聴覚、触覚など動きを検出できる感覚に共通してみられる現象である。

隣りの電車が急に動き出すと、あたかも自分が乗っている電車が動きだしたかのように錯覚する。映画館の大きなスクリーンに、飛行機から見た映像が映し出されると、あたかも自分が空中を飛んでいるかのように錯覚する。ベクションは、このように日常生活の中でもよく経験されるが、その感覚の強さには大きな個人差がある。

無重力下では、視覚的なベクションが増強されることが知られている。耳石器官からの情報欠如を視覚が補おうとし、それに伴うベクションも増強するのだ、と考えられている。

速さの予測、距離の予測

かなり速いスピードで、頭上から落ちてくるボールを両手でキャッチする動作について、宇宙船内でテストされた。

手や腕は、ボールを地上で受け取るタイミングで動いてしまい、最初はうまくキャッチできないが、数回やるうちに、しだいにうまくキャッチできるようになる。予測を含むような運動学習も、正しい視覚情報さえあれば、無重力下でちゃんと働くのだ。

一方、視覚の助けがないと距離や時間の予測がうまくできず、運動の動作が成立しなくなってしまうことを示した実験がある。スペースラブ1で行われた落下着地実験（ドロップテスト）がそれだ。

無重力状態なので、地上の一G下と同じようにからだを落下させるには、ゴムかバネでからだを引っ張ってやる必要がある。実際には、体にパラシュート用のハーネス（装着器具）をつけて、腰を、太いゴムバンド（バンジーコードと呼ばれる）で床の三点から引っぱった。それぞれのバンジーコードをさらに三本にしておき、それぞれ一本取りはずすと2／3G、二本取りはずすと1／3Gといった具合に引っ張る力を調節できるように工夫された（Watt *et al.* 1986）。

天井にセットした逆T字型の棒に両手でぶらさがるのだが、天井がそんなに高くないので、尻と膝で関節を少し曲げて、足が床から一〇～一五センチぐらいにする。「目を閉じてください。はい、いきまーす」の声から一～四秒で適当にタイミングをはずして、ぶらさがり棒の支えをはずしてやる。

飛行を始めた最初の頃、落下する感覚はふつうで、うまく着地できていた。ところが数日後にやるとうまく着地できなくなり、後方へ転倒するので、支えてもらう必要があった。実際、着地点が一～二センチ前方にずれるようになっていたのだ。

「床の方が足底に向かってぶち当たってくるようだ」「まだ落下中なのに床がもうそこに来ているんだ」と宇宙飛行士たちは報告した。

目を開けていさえすれば、無重力状態でもちゃんと着地できるのに、目を閉じたとたんに、床までの距離が正しく予測できなくなってしまうのだ。すなわち、空間識がうまくできないのである。

そんな異様な感覚は、帰還後、少なくとも一日から二日間にわたって持続したという。

帰還直後の運動や歩行

宇宙長期滞在から帰還した直後、下肢を屈伸すると、「床の方が動いているようだ」、上下動を大きくして歩くと、「トランポリンに乗っているようだ」、また、上肢についても、「壁を押したり、柱を押したりすると、自分の体が動くのではなく、壁や柱が動くように感じ、目を閉じるとその感覚はもっとはっきり感じる」といった錯覚が確かめられている。

宇宙飛行士たちは、帰還直後、重く感じる体重を支え、異様な感覚に抗してバランスを保つために、両足の幅をやや広げて歩く。足もとを見ようと頭を前に傾けるとからだが前方に倒れ込むように感じ、まっすぐ歩いているはずなのに片方にずれていってしまう。また、廊下を曲がろうとすると、廊下の隅に強い力で押しやられるように感じてしまうし、外界の座標の手がかりがはっきりしない環境に入ると空間識が失われてしまう。

NASAは次のような簡単なテストをやり、これら空間識を混乱させているのは耳石系の方で、半規管系は正しく機能しているにちがいないと考えた（Clément 2003）。

テストは、宇宙滞在から帰還した直後（三時間後）に、床に描いた直角二等辺三角形の上を歩くというもので、あらかじめ目で図形を確かめておき、次に目を閉じてその上を歩くのだ。

飛行前のテストでは、ほぼ図の通りに歩くことができた。しかし帰還後すぐに同じようにやってみると、曲がり角を手前で曲がったり、行き過ぎたりしてしまったが、曲がり角で曲がる角度は、直角のところも鋭角のところもほぼ正確な角度で曲がることができた。からだの回転角度を検出するのは三半規管だから、それはちゃんと正しく働いている、というわけだ。

しかし、考えてみると、角を曲がるときには下肢や躯幹をねじる。ねじるという動作は単純でない。体性感覚の関与も同時に考える必要があり、そう簡単に結論づけるわけにはいかないだろう。

目の動きを調べる

無重力下で動き回るには、視覚がいちばんたよりになりそうだが、その目の動き自体がはたして地上と同じように動いているのかどうか気になる。

目の動きといってもいろいろあるのでちょっと整理してみる。

視界の中になにか動くものが入ってくると、目はすばやくそちらに向く。この目の動きは「サッケード」と呼ばれ、動きは速く（～四〇〇度／秒）、動いている間、物は見えていない。

その動くものに関心が向けば、視線はそれに固定され、スムースに追跡を始める。このような目の追従運動の能力は、霊長類になって初めて獲得された高等な機能で、高次な脳の働きが必要である。低位の動物では、サッケードを繰り返し、頭を動かして目標物を追う。

その動くものをもっと追いつづけようと、からだや頭を動かしても、視界はブレることがなく、目はちゃんと追っかけることができる。これは、「前庭眼反射（または前庭動眼反射）」と呼ばれる有名な反射が働くからだ。

前庭眼反射は、からだや頭が動いても、視線をそのままにとどめようとする便利な反射である。回転により三半規管が刺激されて誘発されるものが半規管眼反射、直線的な動きで耳石器官が刺激される場合が耳石眼反射で、ひっくるめて前庭眼反射である。

頭が横に傾斜すれば、眼位を水平に保とうとするのも前庭眼反射だ。眼球反対回旋と呼ばれ、耳石器官が頭の傾斜を検出して両眼を反対方向に回旋させるのだが、ヒトではせいぜい一〇度くらいまでが限界。低位の動物ではもっと大きいので容易に回旋運動を見ることができる。重力方向を検出しているのだから、当然、無重力下では見られなくなる。

前庭眼反射を助けるものとして眼振（眼球振盪）がある。頭部やからだが大きく動くとき、動きの先の方へ先の方へと目をサッケードさせて視野をつなぐのだ。頭が動かなくても、視界が大きく動くだけで眼振がおきる。ようするに、眼振にとっては、頭が大きく動くことも視界が大きく動くことも同じなのだ。

目を閉じて、回転椅子を定速度（＝定角速度）で回転させる場合、回転の始まりで眼振が起き、一定速度になると眼振は消失し、回転を止めるときに逆方向の眼振が起きる。まぶたの後ろで、目をすばやく先きに送るサッケードと半規管眼反射が繰り返されているのだ。これを半規管性眼振と呼ぶ。回転を急停止させると、その直後から向きが反対の眼振が誘発され、半規管性後眼振と呼ばれる。

後眼振は、脳に蓄えられた速度情報が放出されることによると考えられており、この仮想のメカニズムを速度蓄積機構と呼んでいる。

一方、視覚パターンが一方向に流れるのを見て起きる眼振は、視運動性眼振と呼び、パターンがやってくる方に目をすばやく送るサッケードと、パターンを追従する動きが繰り返される。前庭性眼振と異なり、刺激の持続する間、眼振はずーと持続する。視覚パターンを急停止させると視運動性後眼振が起きるが、これも眼振の方向は変わらない。動く視覚パターン刺激は、視運動性刺激と呼ぶ。

これらの視運動性眼振では、途中に何か手がかりになる視標を提示してやると、注意がその視標に向いている間、眼振は抑制され、途切れる。脳の関心（＝注意）は反射に優先するのだ。

日常生活では、目は、これらのサッケードやスムースな追従運動、眼反射、眼球回旋、眼振などの複雑な動きを意識することなく協調させていることになる。

さて、宇宙飛行の安全を考えたとき、「視覚が正常に働くことがきわめて重要」はだれもが考えることで、当然、無重力下の眼球運動についても調べられたのだが、報告される結果がどうもすっきりしていない。目の動きはそれほど複雑で、目の動きを調べるということはそれほどやっかいなのだとも言える。不安は残るが、今のところ、無重力下の生活に支障をきたすような問題は起きていないようだ。

目の動きが、明らかに重力の影響を受けていることを示す実験がある。

視覚パターンを走らせて誘発される視運動性の眼球運動は、パターンが上から下に流れるときの方が、下から上に流れるよりも、目の追従速度は速いことが知られている。ところが、宇宙船内で同じようにやると、この違いがなくなってしまうのだ。

また、宇宙で、視標を見させておいて、頭を前後方向（船の揺れでいう pitch）、左右方向（yaw）、横傾斜（roll）に振って眼反射を調べると、無重力状態になった最初の三日間、眼球が上下方向に動くときだけ反応が小さくなり、四日目には飛行前に回復した（Clément 2003）。

混迷深まる〝目の動き〟

——ベテラン記者が、メモをとる手を止め、顔をあげた。

「あのー、先生。今お話しのあった宇宙で頭を振る実験ですが、刺激されているのは三半規管ですか、それとも耳石器官も？——三半規管は無重力に関係なく働くように思うんですが……？」

「センサーの構造から考えて、頭を振れば、耳石器官も三半規管も刺激されるし、頭を前後に振ったり、横に傾斜したりすれば、頸部位置センサーも刺激され、いずれも目の動きに関係するでしょうね。地上と無重力状態でそれぞれにどれだけ違いがあるかということになりますが、どうもそう単純にはすみそうにない気がしますね」

「反射的な目の動きといえども、その上位の脳のコントロール下にある……ということですか。——そういえば、先生。宇宙飛行士たちが一、二週間の滞在から帰還したときですが、帰還してすぐに目を閉じて頭を傾けると、頭が傾いたのではなくその傾きと反対方向に自分が動いたと感じるって話しがあったと思うんですが——」

「ヤングら（Young *et al.* 1984）やパーカーら（Parker *et al.* 1985）が提唱するＯＴＴＲ（Otolith tilt-translation reinterpretation）仮説の話ですね。頭位傾斜による耳石刺激を脳が直線的な動きと解釈しなおしてしまうといった意味でしょうが……」

「あのー、そのとき、目はどんな動きをやるのでしょうか。頭を傾ければ目は水平を保つような回旋運動となるのでしょうか、あるいは自分が横に動いていると感じるのだから、それに応じたような眼反射になるのでしょうか――?」

「やっ、これはきびしい! とても取材記者の方とは思えないするどい質問ですね。それじゃ、OTTR仮説について私の知っているところを少しお話ししましょう」

――その後、実験は追加されていて、帰還直後の眼反射は乱れていることが多く、正常とはまったく逆方向に反応している極端な例さえあって、傾向がどうもはっきりしていない。かと思えば、宇宙での実験ではないが、巧妙に工夫された実験で、OTTR仮説を支持する研究報告も出ている(Merfeld 2003)。

ところが一方、ニューロラブ(コラム5参照)一六日間の飛行の七日目、一二日目に、遠心加速度を負荷して眼球運動を調べたところ、眼反射はごく正常に反応していることがわかった。つまり、耳石器官それ自体は正常に働いていて、その情報に従って眼が動いたことになり、OTTR仮説を支持しないというわけだ(Moore *et al.* 2005)。なにが本当なのか困惑するばかりである。この問題については第三章でもう一度とりあげることにする。

「――ようするに、無重力が眼球運動におよぼす影響については、まだまだ断片的な知識を積み重ねている段階なんです。無重力の影響がいまいち経時的に観察できていないところに問題があるのだろうと思いますね。宇宙飛行士たちは、びっしりのスケジュールをこなさねばならず、宇宙飛行士を被験者になってもらおうとすると、せいぜい数日に一回という難しさがある」

「あのー、シロウト考えですが、宇宙滞在中に、半規管と耳石器官を別々に刺激して調べればもっとすっきりするんじゃないんでしょうか……」

「たしかにそうですね。今お話しした遠心加速度の実験にしても、遠心機に取り付けたアーム(腕)に宇宙飛行士を座らせ、回転中心から離して回転することによって耳石器官を刺激するやり方ですが、頭の位置と回転中心の距離が短いから半規管もいっしょに刺激されてしまうんですね。耳石器官だけを純粋に刺激するのはむずかしい……」

スペースラブで、無重力下で耳石器官だけを刺激しようと、長さ四メートルのレール上に椅子を往復させ、最大〇・二Gを作り出す直線加速度負荷装置が搭載されたことがある。

ところが、からだを椅子に固定してレール上を走らせると、皮膚の感覚で動きがわかってしまい、耳石器官が刺激されたとはっきり言えない、という難問が残った。耳石器官だけを刺激するというのは、宇宙の無重力下でも地上の重力下でもはなはだ難しいのだ。

遠心加速度による傾斜感覚

一九九八年に一六日間飛行した「ニューロラブ」(コラム6参照)では、搭載された遠心加速度負荷装置を使って、眼の動きと同時に、傾斜感覚テストも行われた。

実験では、まず、回転中心から五〇センチ離した椅子に腰掛けた姿勢でからだをしっかり固定、部屋を暗くして、重力と同じ一G相当の遠心力がからだの横方向に加わるように回転。次に、椅子を倒し、頭を外にして仰向けになり、曲げた両脚を回転の中心に置いてからだを固定、遠心力が尻から頭方向に加わるようにする。このとき、回転中心から耳までの距離は六五センチ。

回転開始の最初は三半規管も耳石器官も刺激されてしまうが、回転速度が一定になると回転感覚が消えて、頭やからだが外方向に傾斜しているような感覚が残る。その傾斜感覚の大きさをジョイスティック（手動レバー）で表示してもらい、飛行の前後で行った同じテストと比べられた（Clément *et.al.* 2001）。

地上では、横方向に遠心力が加わると、重力との合力方向にからだが傾斜するのを感じる。遠心力の大きさが一Ｇだと、重力との合力が四五度傾斜となるので、耳石器官だけでその傾斜を感覚するとすれば、その通り四五度の傾斜感覚となるが、実際には、体性感覚の影響（皮膚の圧迫など）のため平均三四度。寝た姿勢の場合も、尻から頭方向の遠心力が加わると、頭が下がった感覚となるが、単純に重力と遠心力の合力の傾斜感覚とはならず、頭が水平よりほぼ一五度低い傾斜となった。

他方、無重力下では、耳石器官を刺激するのは遠心力だけだ。皮膚圧迫の影響を考慮しても、理屈からすれば、からだの横から遠心力が加われば九〇度外向き傾斜（地上で横になっている感覚）となり、遠心力が尻から頭方向の場合には、頭が真下（倒立した感覚）になるはずである（図1・6）。

結果はそれに近いものだったが、奇妙なことが起きてしまった。

コラム 6

ニューロラブ Neurolab

1998 年 4 月 18 日～5 月 4 日、コロンビア号で 16 日間飛行したスペースラブの呼称。「ニューロ」は「神経」の意、ラブ lab は実験室 laboratory の略。1990 年にブッシュ大統領が打ち出した「脳研究 10 年計画」を反映して、ＮＡＳＡと米国国立公衆衛生院（ＮＩＨ）が共同でスペースシャトルを利用した神経科学実験を世界の宇宙機関に呼びかけ。日本を含め、アメリカ、フランス、ドイツ、イタリアの五カ国の研究者が参加し、16 日間の飛行中に 26 テーマが実施された。

横になっている感覚を感じたのは飛行開始後五日目のことで、それでも計測値は平均七〇度。また、一六日間の飛行から帰還した後の測定でも、飛行前の傾斜角度に戻るのに数日かかった。尻から頭方向の遠心加速度でも似たようなものだった。つまり、脳は、耳石器官からの情報をそのまま受け入れることに抵抗し、数日かけて徐々に受け入れたのである。

倒立感覚

脳の高次な機能を反映する奇異な現象をもう一つ。

スペースシャトルの荷物室に搭載されたスペースラブの実験室へ行くには、一人がやっと通れるトンネルを通って移動するが（図1・1参照）、目の前に仲間が倒立して作業をしているのを見ると、自分の方が倒立しているかのように感じることがある。

宇宙飛行士には、このような倒立感覚の起きやすい人、起きにくい人がある。「倒立感覚」の起きやすい人が宇宙酔いになりやすい、と考えられたこともあるが、その後、多数の宇宙飛行士で経験が積み重なるにつれて、必ずしもそうとは言えない、ということになった。

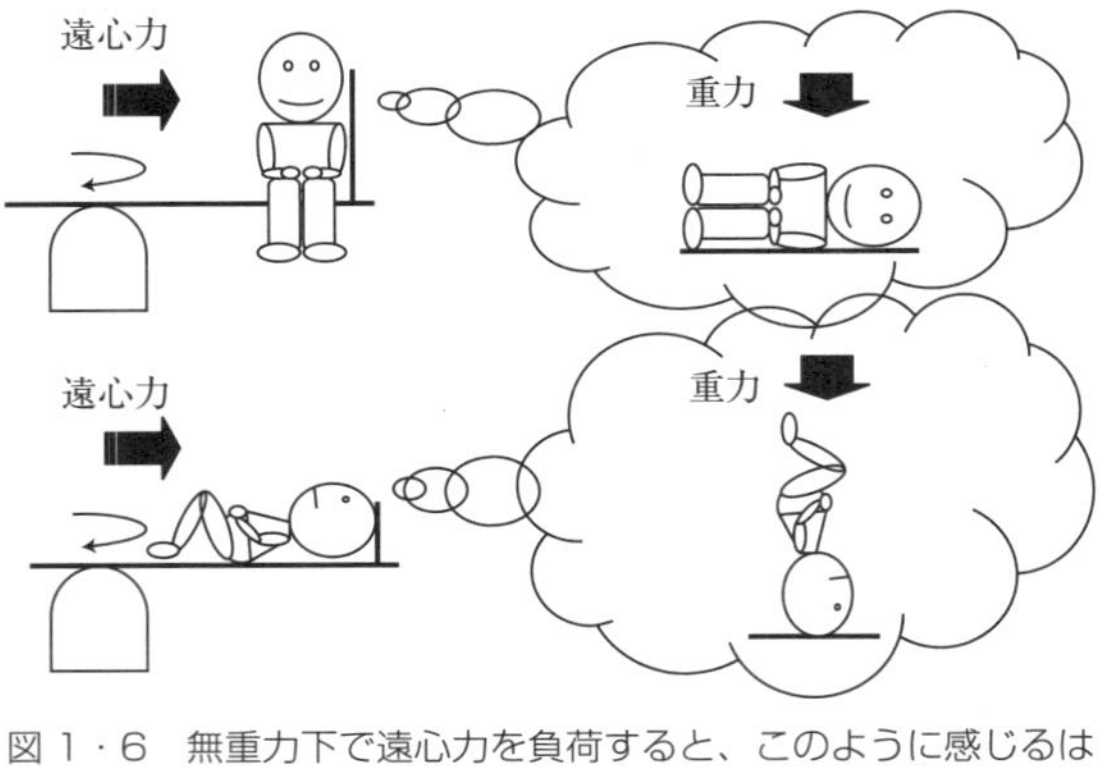

図1・6　無重力下で遠心力を負荷すると、このように感じるはずだが…（ニューロラブの実験；Clément *et.al.*2001）

倒立感覚の起きやすい人は、飛行中ズーッと起きやすいことがわかってきた。宇宙酔いのように消退してしまうことはないのだ。

ようするに、倒立感覚の起きやすい人は、より視覚依存の、すなわち外的座標をたよりにした空間識を優先させており、起きにくい人は、より自己中心的な、つまり内的座標をたよりにした空間識を形成する特質をもっているのだろう。自分で意識すれば、倒立から正立に変えることができるというのだからややっこしい。

宇宙船内の倒立感覚は、身体照合モデルのレベルよりさらに高次な脳がかかわる現象なのだ。なぜなら、地上でも、まれに、病的な一過性の倒立感覚が報告されており、主要障害部位は大脳の頭頂後頭野や前頭野だったという（『めまい』和訳 2003）。

宇宙飛行中に脳で何が起きているのか、まだほとんどわかっていないのが現状である。それでも、少しわかってきたのは、わずかな調整ですむ運動学習のような運動制御を含め、地上で、脳の発育とともに長時間をかけて築き上げられた種々の感覚・運動制御のメカニズムは、基本的なところはそう簡単に変わらない、ということではないだろうか。われわれのからだは、必要に迫られれば無重力下でも適正に行動できるように適応能力を発揮するが、そのとき、「制御機構の修正はできるだけ部分的におさえ、しかもすぐにもとに戻せるように……」と、脳は考えるのかもしれない。

宇宙酔い発症メカニズムの考え方

感覚のミスマッチとずれ信号

宇宙の無重力下では、もはや耳石器官から重力情報が入らなくなり、体性感覚の情報も地上とはずいぶん違ったものになってしまうので、視覚情報との間にずれ、すなわちミスマッチ mismatch が生じてしまう、と考えるのが宇宙酔い成因の「感覚混乱説」である。

ふだんの地上の生活でも、ひんぱんに感覚のミスマッチが起きている。道を歩いていて何かに足をひっかけると、「予定外だ！　そんなの身体照合モデルに存在しない！」と警告を発する。これも一種のミスマッチだ。意識する脳は、ただちにすべての感覚情報をかき集め、状況を把握し、体勢の立て直しを命じる。命じ終わると、自分自身はもう他の事に注意を移してしまい、歩行の監視はまた身体照合モデルにまかせる。

このような例は、時間も短く、簡単な姿勢の制御に属する出来事だが、宇宙の無重力下では、「耳石器官から情報が来ない！」による感覚のミスマッチはズーッと持続する。

持ち合わせた（＝これまで経験したことのある）対処法が役に立たないとなると、意識する脳は、ただちに運動パターンの各種実行プログラムを無重力下でも利用できるように改修命令を出すだろう。そのように「身体照合モデル」を再編しようとする。

それが効果的に働き出すまでに四日ほどかかってしまい、その間、脳は混乱し、意識する脳に対する警告として自律神経症状を発現させるのだろう、と考えるわけだ。

現代の脳科学では、

（1）脳から運動命令があると、その命令のコピーが同時に脳内のどこかにも送られ、そこでは、あらかじめ、命令通りに動作が実行されたときに返されてくるはずの感覚情報を予想し、準備する。

（2）その予想され、準備された感覚信号と、実際に返されてきた感覚信号が比較照合（マッチング）され、マッチしていれば何も起きないが、マッチしていないと、ずれ信号として命令する脳に返される。

といった姿勢制御や運動学習の基本様式はすでに初歩的知識となっている。

一九七〇年代に提起されたこのような考え方の源をたどってみると、一九五〇年代に、目が動いても視界が安定して見える説明として動物生理学者のフォン・ホルスト（von Holst. 1954）が提案した「遠心性コピー」のアイデアと、スペリー（Sperry. 1950）が「コロラリー発射」と呼んだフィードバック機構の概念にたどりつく。

次の章でお話しする私たちの鯉の宇宙実験のアイデアも、実はフォン・ホルストの「魚の背光反応」実験（von Holst 1935, 1950）がもとになった。丹念で緻密な観察の積み重ねがあってこそ自然界の法則性を導き出すことができると考える、当時の科学者の偉大さにはまったく感服する。

「身体照合モデル」の再構築

図1・7は、宇宙酔い成因に関する感覚混乱の考え方（概念）を、簡潔に図式化して表現したものである。

ふだんの地上の生活では、意識する脳から「動きなさい」の命令が出されると、それを実行するように命令信号がいくつかの運動の運動パターンを駆動し、それぞれの信号に応じて筋などの効果器が働く。その際、同じ命令信号は身体照合モデルにも送られてモニターされ、予定された運動パターンとその結果生じるはずの感覚パターンが準備され、待機する。というよりは、そのようにあらかじめ準備され、待機する脳のメカニズムを身体照合モデルと呼んだわけだ。

一方、効果器が実際に働いて生じた感覚、つまり筋収縮や皮膚圧迫などの体性感覚、前庭感覚、視覚などの信号は脳のそれぞれの感覚中枢に返されるが、それらが統合された情報もまた身体照合モデルに送られて、予定通りに効果器が働いたかどうか照合される。

出された運動の命令に対して、予定外の感覚情報が返されてくると、身体照合モデルが、「なにか変なことが起きている！」とずれ信号を発信し、命令中枢は新たな運動命令を出して対処することになる。それはちょうど、二つの方向から入力した電位変化を比較し、その差分だけを出力するコンパレータ（電子部品の名称）の働きに似ているので、その電子部品記号がこのような模式図でよく借用される。

ここまでは、地上での姿勢の制御や運動の学習の様式を図示するときによく利用される基本的なもので、特に目あたらしくはない。

書店の棚にならぶ脳科学の本をめくると、ある行動に対して照合されるべき運動プログラムは、大脳皮質、大脳基底核、視床とのあいだにループ状に形成される神経回路に蓄えられ、記憶される、と考えられており、また脳に広く情報を分配する系を形成するドーパミン神経細胞がコンパレータの代表例として考えられていること、などを教えてくれる。

すなわち、ドーパミン神経細胞は、「期待される報酬の量」と「実際に得られた報酬の量」の誤差（予測誤差）に応じて興奮し（つまり、ずれ信号）、この誤差ができるだけ小さくなるように大脳皮質―大脳基底核―視床ループの運動プログラムを書き換えさせる、と考えるわけだ。

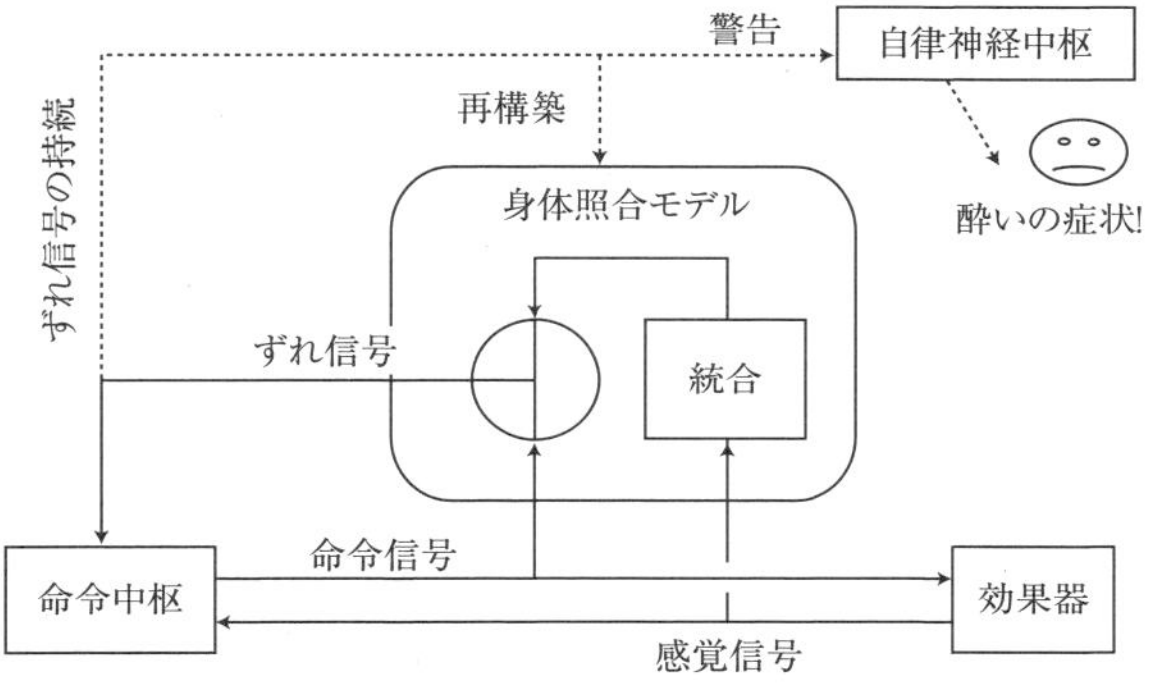

図１・７　「宇宙酔い」発症の感覚混乱説概念図

地上のスポーツ訓練を例にとれば、休憩をはさみながら訓練動作を繰り返すことによって身体照合モデルが更新され、夜、ぐっすり眠っているあいだに、それが新しく獲得されたプログラムとして固定が進む、ということになる。

ところが、無重力状態に入ると、まずは耳石器官からの重力情報が失われ、情報のミスマッチつまり、ずれ信号の発信が持続してしまう。図1・7の点線で示したように、脳は急ぎ「身体照合モデルの再構築」に取りかかるのだが、ずれが大きすぎたり頻繁すぎると、すぐには対応できない。そこで、異状事態を全身に知らせる警告が発せられ、自律神経症状の出現に至る、と表現することになる。

ものごとなんでもそうだと思うが、このように図に表すと、（うん、なるほど――そんなものか！）と説得力を増す。

ところが、気持を落ちつけてもう一度眺めると、

（あれっ？　これって別に無重力でなくってもいいじゃん！――バスだって、運転手でない乗客の方は、動きを予測できないんだから、

みんなずれ信号でいっぱい——ということは、動揺酔いに共通する概念図ということじゃん！）ということに気づき、がっかりということになる。

概念図とは概してそんなものだ。

しかし、概念図が描けるということはとても大きな進歩でもある。それだけものごとの本質が見えてきたことになるからだ。図を見ると、身体照合モデルが概念の中心にある。この身体照合モデル自体がそもそも一つの概念で、宇宙酔いではその実態がよくわかっていないのだから、現状では、これ以上の概念図は無用というものである。

それほどに頼りなさそうな宇宙酔いの感覚混乱説ではあるが、経験的にはかなりもっともらしいのである。たとえば、宇宙酔いは宇宙船のキャビンが広くなり、宇宙飛行士が自由に動き回るようになって頻発するようになったが、実際、頭部と躯幹を一体化して動かなくするようなスーツ（ペンギンスーツと呼ばれた）を着用すると酔いが生じにくくなった、という旧ソ連の試みがある。また、宇宙酔いの症状が出たとき、船内の隅にからだを押しつけて動かないようにすると症状が軽くなる、と報告する宇宙飛行士もある。

「体を動かさない」「頭部を動かさない」は、つまり前庭器官を刺激しないようにすることである。また経験的に、頭部を水平面で動かした時より、縦方向の動きで発症しやすいこともわかっている。これらをくくる共通項が、重力センサーであり、そこからの情報が失われることが宇宙酔いの原因と考える感覚混乱説はもっともらしいということになる。

さらに、無重力下に四日間も滞在すればもう宇宙酔い症状が出なくなる、つまり無重力適応が獲得されるのであれば、地上に帰還したときに再び地上の重力環境に再適応が必要となり、一時的であっても感覚混乱がまた起きるはずだ。

国際宇宙ステーションに一六五日、宇宙滞在一六七日の日本人最長滞在記録を更新して地球に帰還した古川宇宙飛行士がツイッターでつぶやいている。

（地球に帰還した当日、気分は最高だが身体はまるで軟体動物のよう。身体の重心が全くわからず、立っていられない、歩けない。下を見ると頭がくらくらして気分が悪くなる。）

筋力の低下、血圧調節の障害だけでなく、姿勢を調節する感覚・運動制御にも狂いが起きていそうだ。実際にこれまで、帰還直後に「体がふらつき、少し気分が悪くなった」と報告する宇宙飛行士が多数ある。このことも、宇宙酔いの感覚混乱説がしだいに支持されるようになった理由だろう。

ＮＡＳＡでは、宇宙酔い軽減のために、飛行前適応訓練装置（ＰＡＴ Pre-flight Adaptation Trainer）を開発し、宇宙飛行士たちに試しているという。装置は、椅子が斜めになるとそれに合わせて眼前の景色も傾斜し、首が傾けばスクリーンが顔に固定されたかのごとくに景色が上下左右、斜めに動く。これを直線運動や回転運動といろいろ組み合わせ、それによって生じる異様な感覚に馴らそうとする。まさに感覚混乱をあらかじめ地上で体験させるわけだ。かなり効果がありそうだとのこと、期待したい。

三半規管・耳石器官が障害されていても宇宙酔いになる？

ノートにメモを書きなぐっていた記者が、フッと顔をあげると、

「先生、僕にも宇宙酔いの考え方が少しわかってきました。無重力になって重力センサーからの情報が入

らなくなり、他の感覚との間にミスマッチが起きる、それが持続すると脳は一時的に混乱してしまう。それが宇宙酔いを誘発するが、四日以内に脳のマッチング機構が修正され、もう酔い症状は起きなくなる——というわけですね」

「やー、すばらしい、その通りです。それが、感覚混乱説の考えかたです。お話ししたかいがありました」

「ありがとうございます。それで、マッチングとか身体照合モデルとなると話が難しそうなので、つっこんだ質問はやめにすることにして——そろそろ質問を終わりにしますが……」

「はい、どうぞ」

「えーと、めまいなんかで治療を受けて、両耳の機能が無くなった人は、もう車や船に酔わなくなるって聞いたことあるんですが……」

「そのように言われていますね。あー、わかりました。そんな人が宇宙に飛ぶと宇宙酔いも起きないのでは？——という質問ですね」

「はい、そうなんです」

「実際にそんな宇宙飛行士が飛んでいないんで推測するしかないわけですが、私自身、そんな人も宇宙酔いが起きるだろう、と考えています」

「えっ、どうしてですか？——だって、宇宙酔いも動揺酔いも同じように考えられるというふうに理解したんですが……」

「はい、多分そんなふうに考える人が多いと思います。でも、鯉の宇宙実験をやって考えが変わりました」

「えっ、それは興味がありますね。簡単にお話しいただけないでしょうか」

「さて――」

鯉の宇宙実験では、耳石器官を破壊した鯉と健常な鯉それぞれ一匹が搭載された。宇宙では、健常な鯉は感覚の混乱を起こすが、耳石を摘出した鯉では感覚混乱が起きないだろうと考えた。ところが、耳石摘出された鯉も感覚の混乱を起こしてしまったのだ。

詳細は第二章でお話しすることにして、この事実から次のように考えるようになった。

考えてみれば、あたりまえのことかもしれない。耳石機能を無くした人たちも、それを他の感覚で代償することによってふだんの生活ができている。その代償を構築するプロセス、それは地上の重力下で進むわけだから、そんな人が宇宙に行くと、その地上で構築された代償もやはり無重力用に変換する必要があるだろう、というわけである。

「なるほど！　かりやすいですね。ところで――最後にもう一つ。宇宙酔いになるのは三人に二人という話でしたが、宇宙酔いにならないもう一人となにが違うのでしょう？」

「うーん。わかりません。車酔いにしても、『酔いやすい人、酔いにくい人、でなにが違う？』と聞かれても答えられないのが現状です。高橋という耳鼻科の先生は、逆さメガネを使った研究（第三章で紹介）をもとに、酔わない人は、身体照合モデルが未成熟のままの脳かもしれない、と考えているようです。

――そのうちきっと、『あなたは車酔いには強いけど宇宙酔いには弱いタイプだ、と検査結果に出ていますよ。今度の宇宙旅行では、前もって、これとこれをトレーニングしておきましょう――』なんて時代がやってくると思っているんですが……」

第2章 鯉も宇宙酔いになった!?

　宇宙酔い発症のメカニズムにはいろいろな説があることを第一章でお話しした。その中に感覚混乱説があり、現在、多くの研究者はその考え方に傾いているが、内容ははなはだ漠然としている。

　簡単に言ってしまえば、「われわれが感覚し運動する制御のやり方は、地球の重力環境下で正常に機能するように獲得されたものであり、無重力下では一時的に混乱を起こしてしまい、それが酔いの症状として現われる。混乱の原因は、重力センサーである耳石器官からの情報が失われるので他の感覚情報と整合性（マッチング）がとれなくなるため」、というわけである。

　ところが、その証拠となると、調べるのは容易ではない。感覚混乱を起こすのは脳である。脳でなにが起きているのか調べることは、最新の進んだ脳科学の技術でも容易ではないのだ。まして宇宙の無重力下でヒトの脳活動を調べるとなると、小型化、省電力化された検査装置の開発を待たねばならない。

　私たちの提案した宇宙実験は、魚の単純な反射的行動と小脳活動の観察によって無重力下の感覚混乱と順応の過程が見えるにちがいない、それによって「感覚混乱説」を評価してみようというものだった。実施されたのは一九九二年だから、日進月歩の科学の世界ではもう古典と思われるかもしれない。

　しかし、その後、「宇宙酔い」研究はほとんど進んでいないのが現状である。また、スペースシャトルによる科学実験の場は国際宇宙ステーションに引き継がれ、数カ月の長期実験が可能になったが、一方では、搭載できる動物はマウスのサイズまでと限られ、高次の動物行動やその脳活動を観察できる機会はますます遠くなってしまった。

私たちの「鯉の宇宙酔い実験」では、体長が二六センチ、体重三五〇グラムの錦鯉二匹が搭載された。宇宙実験では大型動物であり、そのユニークな実験内容や世界に類を見ない水棲動物用宇宙実験装置開発は注目を集めた。

そしてまた、予想外の難問がリハーサルで発覚し、その解決に向けて立ち上がった民間の団体や個人の無償の協力が実験を成功に導いた感動のドラマでもある。私たちにとってまさにＮＨＫの歴史的名番組「プロジェクトＸ」なのだ。

本章の目的は、鯉の宇宙酔い実験がどんなもので、その結果がどうだったのか紹介することにあるが、同時に、スペースシャトル利用の宇宙実験挑戦の記録でもある。紹介した裏話や苦労談の多くは、実験の後すぐに書いた『宇宙へ飛んだ鯉―エンデバー号の宇宙実験―』（リバティー書房、一九九四、絶版）をもとにした。

第一次材料実験（ＦＭＰＴ）という名のビッグプロジェクト

スペースシャトルの初飛行は一九八一年の四月一二日。二日間と六時間の宇宙滞在の後、パイロットが飛行機のように操縦して無事帰還に成功した。旧ソ連も再利用型宇宙船の開発を進めていたが、結局、完成をみることはなかった。アメリカは、金のかかるスペースシャトル運用の経費捻出のため、世界に宇宙実験を呼びかけていた。

宇宙開発事業団（ＮＡＳＤＡ、現ＪＡＸＡの前身、コラム7参照）がスペースシャトルを利用した第一次材料実験計画（ＦＭＰＴ）を発表し、実験テーマを公募したのは一九七九年のことである。

ＮＡＳＡが公募を発表した翌年だから、実にすばやい日本の対応だったと言える。それを可能にするほど日本の経済状態が良かったとも言えるが、ドイツを中心としたヨーロッパ宇宙機構（ＥＳＡ）が、一九八三年に予定されたスペースラブ1（コラム5参照 p.45）による宇宙実験を大々的に宣伝しており、わが国もこの流れに遅れないように、との意図があったようだ。

第一次材料実験は、その英訳 First Material Processing Test の頭文字をとってＦＭＰＴと呼ばれた。スペースシャトルがその荷物室に搭載する宇宙実験室（スペースラブ）の半分を借り切って日本の実験をやろうという画期的な国家プロジェクトだった。

ＦＭＰＴの実験テーマ募集に対して、大学から三八、国立研究機関から二〇、民間企業から四五のテーマ応募があった。無重力状態での気体や液体の動態、個体の溶融や混合などの材料実験が七〇％、生物を対象としたライフサイエンス実験が三〇％で、最終的に材料実験二二テーマ、ライフサイエンス実験一二テーマが選考されたのは一九八四年のことである。われわれのテーマも残った。当時、打ち上げ予定は一九八八年一月だった。

ところで、第一次材料実験というからには、次に第二次材料実験の構想もあったと思われる。もし実現されていれば〝Second〟だからＳＭＰＴとなるが、これはついに話題にもならなかった。ＦＭＰＴ計画が、予想以上に時間と経費がかかってしまったことが原因と思われる。実際に、一九八八年の打ち上げ予定は、延びにのびて、打ち上がったのは一九九二年だった。異常成長を見せていた日本のバブル経済に陰りがしのびよっていたのだ。

それにもう一つ。

材料実験というからには、宇宙で新しい材料を創ったり、材料の特性変化を調べるなどの実験のはずであるが、実際には、いろいろな生物も搭載され、宇宙飛行士を被験者にした実験も含まれた。人間やいろいろな生物実験を含めてなお材料実験と呼ばねばならない何か特別のわけがあったにちがいない。

関係者から直接聞いたわけではないが、最初、スペースシャトル実験を申し込んだときは材料実験のみだったのが、アメリカ側から、もっと生物科学の分野でも貢献してほしいと苦言があって、急きょ、ライフサイエンス

コラム７

宇宙開発事業団（NASDA）

日本の宇宙開発推進のため、実用衛星ロケットの開発とその運用を担って1969年に設立された特殊法人「宇宙開発事業団 National Space Development Agency of Japan」。"ＮＡＳＤＡ"（ナスダ）は、アメリカのＮＡＳＡ（米国航空宇宙局）やヨーロッパのＥＳＡ（欧州宇宙機関）などとともに世界的に愛称されていたが、2003年10月、宇宙科学研究所（旧文部省管轄）及び宇宙航空技術研究所（旧科学技術庁管轄）と統合され、「宇宙航空研究開発機構 Japan Aerospace Exploration Agency、略称ＪＡＸＡ（ジャクサ）」となり文部科学省の管轄となった。2008年５月の「宇宙基本法」成立により、日本の宇宙開発体制はさらに見直しが続いている。

実験を組み入れた、といううわさを耳にしたことがある。目にあまる日本の経済進出に世界が眉をひそめていた当時、いかにもありそうなことなので、ＦＭＰＴの名前が出るたびにひっかかりを感じたものだ。

搭乗科学者（ＰＳ）

科学実験専用の装置類を組み込んだ円筒形の実験室が、スペースシャトルの荷物室に何度か搭載された。スペースラブ（宇宙実験室）と呼ばれ、飛行した順にスペースラブ１、２などの名前がつけられたのだが、ＦＭＰＴの場合はスペースラブＪ（ＳＬ‐Ｊ）と命名された。もちろん、ＪａｐａｎのＪである。ＳＬ‐Ｊでは、日本側から三四テーマ、アメリカ側から七テーマ、日米共同実験として二テーマが予定された。スペースラブの半分を借り切ると、それらの実験の操作を専門に担当する宇宙飛行士一人を搭乗させる権利が与えられる。ペイロード・スペシャリスト（Payload Specialist）と呼ばれ、略してＰＳだ。日本語では「搭乗科学者」と訳された。ペイロードは、お金を払って載せる荷物のことで、これを扱う専門家がＰＳである。ちなみに、そのＰＳを助け、搭載装置全体に目をくばるのがミッション・スペシャリスト（ＭＳ、Mission Specialist）の役目である。

ＮＡＳＤＡは、一九八三年暮れにＰＳを募集し、一九八五年八月、五三三名の応募者の中から、最終的に、毛利衛、向井千秋（当時、内藤千秋）、土井隆雄の三名をＰＳ候補者として選抜した。

ＳＬ‐Ｊには毛利衛が搭乗したのだが、その二年後に飛行した第二次国際微小重力実験室（ＩＭＬ‐２）で向井千秋がＰＳとして搭乗し、その後、三名ともさらに訓練を受け、ＭＳとしてスペースシャトルに搭乗した。
スペースラブは、結局、一九九八年のニューロラブ（コラム6参照 p.55）が最後となったので、それ以降にわが国で誕生した宇宙飛行士はすべてMSである。

鯉の宇宙実験計画

背光反応（dorsal light reaction）

暗くして、水中に浮かぶ魚に横から光を照射すると、数秒間で、光の方へ背を向けるように姿勢をわずか傾斜させる。「反射 reflex」と呼ぶには時間がゆっくりすぎるので、「反応 reaction」である。魚の「背光反応」については、半世紀以上も前に、ドイツの生物学者フォン・ホルストが詳細に研究しており（von Holst 1935, 1950）、重力と光の方向で自分の姿勢を決める反応であることがわかっている（図2・1参照）。

背光反応は魚にかぎった特性ではない。薄暗いところを飛行させた蝶やトンボに、横方向から急に強い光をあてるとすばやくそちらに背を向ける。軽飛行機を運転中のパイロットも、雲の中に入ると、機体の背を太陽に向けていることに気づくことがあるそうだから、この特性はヒトにもひそむと思われる。

鯉の宇宙実験は、当時、名古屋大学環境医学研究所で私の上司であった御手洗玄洋教授が思いついた、実にユニークなアイデアによるものだった。
魚では、重力と光の感覚が脳で統合された結果として背光反応をやるのだから、その傾斜角度を測定すれば、無重力にさらされたときの感覚の混乱やそれに馴れていく順応の経過を量的に評価できるにちがいない（科学実験では客観的評価すなわち量的評価が必須）。そして、魚では、背光反応の中枢が小脳だろうから、小脳の脳波にも背光反応の変化に対応する変化が見られるにちがいない。さらに、耳石器官をあらかじめ摘出しておけば、無重力状態になっても背光反応に混乱は起きないし、小脳脳波もほとんど影響を受けないだろう。これが私たちの実験仮説だった。

ようするに、魚の背光反応を、無重力下のヒトの姿勢調節を理解するための簡単な動物モデルとして利用してやろうというわけである。

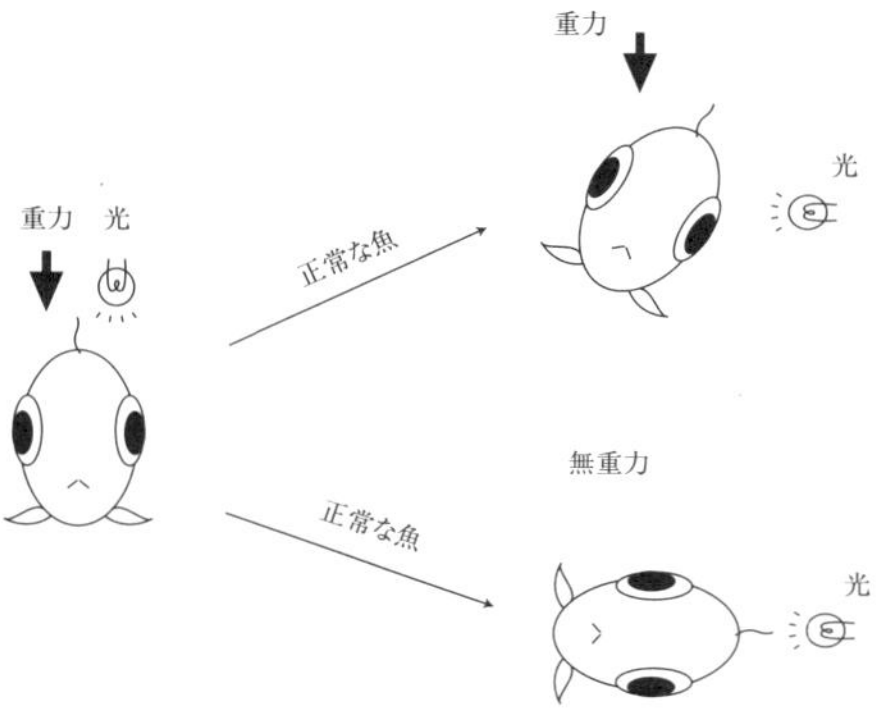

図２・１　魚の背光反応

さて、鯉を選んだ理由となると――。

思い返してみると、それほど深い理由があったわけではないが、必然性はあったように思う。

御手洗研究室と鯉との間には長いおつき合いがあった。鯉の宇宙実験が立案されるそのズーッと前から、御手洗は網膜の電気生理学研究ですでに世界に名の売れた研究者であり、そこで使われていたのが鯉。だから、研究室のみんなが鯉のあつかいには慣れていた。調達しやすいこと、丈夫なので飼育しやすいこと、鯉といえども、目はヒト同様によく発達しており、色もわれわれに劣らずよく見えていること、また、三半規管や耳石器官もよく発達していることは知っていた。

脳波にしても、ヒトだけでなくウサギ、ネコ、ラットなどいろいろな動物で記録した経験があった。小脳となるとある程度大きいサイズの魚が必要となるので、当然のごとく、まず鯉を考えた。

もう一つ大きな理由がある。それは宇宙実験用の生命維持装置の開発だ。

スペースシャトルに、マウスやサルなど哺乳動物を搭載するとなると、生命維持装置の開発が大変である。無重力下では、自分だけでなく、エサも水滴も、排泄物もみんなプカプカ浮いてしまう。事実、一九八五年、スペースラブ3号では、エサを棒状にして押し出し、浮遊したエサくずや排泄物を人工風で片方に押しやって回収する方式の飼育ケージがテストされたが、問題続出で、さんざんな結果となった。

それに比べれば、宇宙実験用魚飼育槽の開発はそんなに難しくないだろうと考えた。スペースシャトル搭載までに時間もたっぷりあることだし、一つ一つ問題を解決していけばよいのだから、と気楽な気分で準備は開始された。

耳石を摘出する

私たちの実験仮説に従えば、耳石器官が正常だからこそ無重力下で反応に混乱が起き、脳波が変化すると考え、これに対して、耳石を摘出した鯉は無重力で影響されないだろうと考えるのだから、耳石摘出鯉の方が対照、すなわち比べる基準となる。

魚の頭蓋骨に開けた小さい穴からピンセットで耳石を摘出するテクニックが、岐阜大学医学部反射研究施設の渡邉研究室（故、渡邊悟は、後に御手洗の後任、私の上司として着任し、わが国の宇宙医学研究の推進に尽力）に出入りしていた耳鼻科の開業医によって開発されていた。当時、渡邊研究室と御手洗研究室は密に交流しており、その技術は、御手洗研究室の助手（現在の呼称では助教）として視覚のメカニズムを研究していた高林彰に伝授された。

耳石器官は、三半規管の付け根のところにあって、小脳の影になっている。その耳石を、頭蓋骨に開けた小さい穴からピンセットでつまみ出すというのだから大変なテクニックで、まさに神わざである。もっとも、耳石摘出といっても、これによって三半規管も損傷してしまうので、厳密には前庭器官摘出あるいは迷路摘出だ。

魚にもヒトと同様に前庭器官がある（図2・2）。ただし、ヒトのように側頭骨に埋没してはおらず、頭蓋腔に露出しているので、ピンセットで耳石をつまみ出すことが可能なのだ。

炭酸カルシウムが主成分の耳石は、嚢《のう》と呼ばれる袋の中に入っている。鯉の耳石器官には、卵形嚢、球形嚢の他に壷（つぼ、ラヂナまたはラゲナとも呼ばれる）もあるが（コラム8参照）、卵形嚢が目立って大きく、

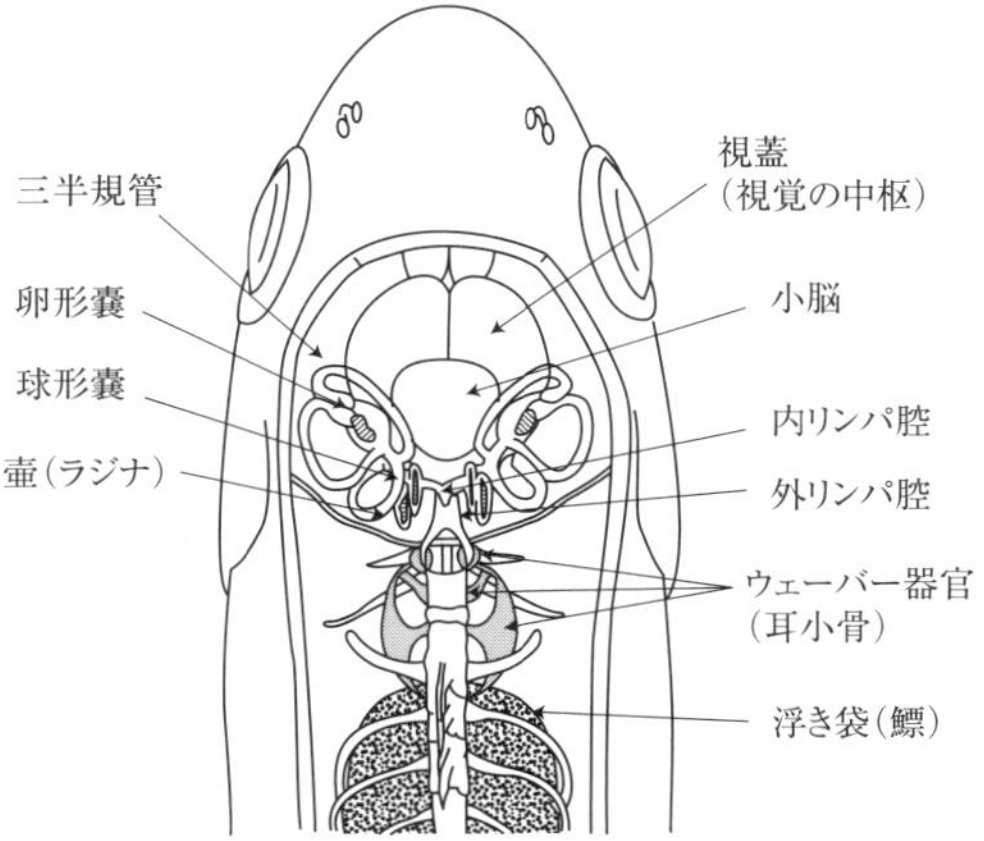

図2・2　コイの聴覚器官（浮き袋の振動を伝える）、三半規管、耳石器官．テキスト『新生理学』（1979）に引用された図（Frisch 1938）を改変．

大きな場所を占めている。

私たちの実験で摘出するのはこの卵形嚢の耳石で、前方が厚く膨らんだ舟状の形をした米粒状である。高林が、摘出した耳石を乾燥してそのサイズと重さを測ったところ、サイズの平均は、前後に二・七ミリ、横に一・八ミリ、厚さが一・〇ミリ、重さは四・四ミリグラム。米粒の1／2から1／3といったところだが、ヒトの耳石が米粒程度だから、ずいぶん大きいことになる。

耳石はゼラチン様物質に載っており、その下に多数の有毛《ゆうもう》細胞（コラム9参照）が配置され、それぞれの細胞から数十本の毛がゼラチン様物質に入り込み、耳石が動くと有毛細胞が興奮する、といった仕組みは、ヒトでも鯉でも同じだ。頭部が急に動くと耳石はその場所にとどまろうとするので、それが慣性力となって有毛細胞の毛をひずませるのだ。耳石の横の動きが有効刺激となる。

鯉の耳石摘出の難しさは、ピンセットで耳石を探しているあいだに脳や神経を傷つけてしまうことだ。脳や神経が損傷した鯉は、体を右または左にねじったままだったり、あるい

コラム8

魚の耳石器官と聴覚

魚の耳石器官には、卵形嚢、球形嚢のほかに壷《つぼ》と呼ばれる小さい袋があり、それぞれに一個の耳石が入っている。卵形嚢は大きく発達しており、姿勢調節に重要な役割をはたす。球形嚢は、聴覚器であるウェーバー器官（図2・2）に接しており、聴覚機能をもつと考えられているが、重力検出にどれくらい働いているのかわかっていない。壷の働きについてもよくわかっていない。魚では、ヒトの蝸牛《かぎゅう》に相当する聴覚器はない。蝸牛は、カエルなどの両生類にその原器が見られるが、オタマジャクシのときは鼓膜や耳小骨は見あたらない。水棲生物が陸生生物に進化するあいだに、聴覚器官も環境に合わせて形を変化させたことがわかる。

は回転し続けたりする。エサがとれず、結局、死んでしまうので、失敗した鯉は大量の麻酔薬で安楽死させてやる。

両側の卵形嚢の耳石を摘出した鯉は、数日間は、横からの光照射で真横になるような背光反応をやってくれる。ところが、しだいに傾斜する角度が小さくなり、数週間後にはほとんど摘出前に近い状態になってしまう。重力の方向を検出できるのは耳石器官だけではないことになる。このことが、宇宙実験の結果を理解するにあたり、とても重要な意味をもつようになるとは、予想外だった。

小脳脳波を記録する

小脳は、運動学習や姿勢の調節に不可欠だ。魚の小脳はよく発達しており、脳の大きな部分を占めている。背光反応を行わせている中枢が小脳にあることは間違いないと思われたが、学術論文に発表がないとなると、自分たちで確認しなければならない。

図2・3は、鯉の脳のスケッチ。小脳は体部と弁部に分かれていて、弁部はさらに左右に分かれて視葉（視蓋とも呼ばれる視覚中枢）の下に潜り込んでいる。したがって、脳を露出して直視できる小脳の部位は後方に位置する体部だけで、その大きさは体長二五センチの鯉で四ミリほどだ。

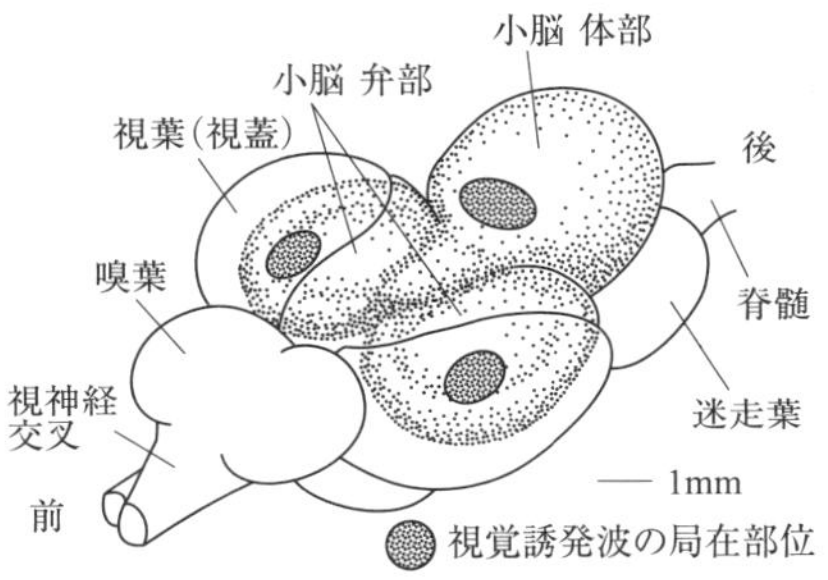

図2・3　視神経交叉電気刺激による鯉小脳誘発波の局在図（Mori 1993）を改変．小脳は体部と弁部に分かれ、弁部の大部分が視葉（視覚の中枢）で覆われる．

目からの情報が小脳のどの部位に送られているか見当づけるために、眼球内の視神経乳頭部を電気刺激して小脳で反応する部位を金属微小電極で三次元的に調べる、いわゆる小脳視覚誘発波マップを作成する方法で調べた。

小脳弁部を覆っている視葉を取り除いても小脳の誘発波に影響しないとわかってしまうと、実験はずいぶん楽になった。小脳の体部も弁部も露出した状態で丹念にマップ作りをやればよいだけのこと。もちろん、実験は麻酔下でやる。

結果は、体部の前寄り浅いところと、弁部のかなり深いところに誘発波の局在が見られ（図2・3）、小脳の特定部位に大量に視覚情報が送られていることがわかった（Mori 1993）。

視覚情報が投射される場所がわかったので、次はその場所を破壊して背光反応がどの程度障害されるか見ればよいことになる。

麻酔下で、小脳の特定部位を吸引除去あるいは電気焼却し、頭蓋骨をもとに戻して歯科用セメントで固定、抗生物質を筋注して手術は終了。翌日から数日間、背光反応の傾斜角度を測定し、手術前の傾斜と比較。その後、小脳を取り出し、組織切片を作成して破壊された場所を確認する。結果は、体部も弁部もどちらも背

コラム 9

有毛細胞 hair cell

内耳の三半規管ではリンパ液の慣性力を、耳石器官では耳石の慣性力を、聴覚器官（蝸牛）では膜の振動を介して、それぞれに、有毛細胞の毛が、ある方向に歪むときに興奮する特殊な感覚受容器の集合体を形成している（図１・２）。有毛細胞が放出する神経伝達物質が次の神経細胞の興奮レベルを変化させ、電気的インパルス信号の変化となって脳に伝えられ、動き感覚、位置感覚、振動や音感覚が生まれる。魚では、前庭器官とは別に、体側面に頭尾方向へ一列に並び顔面で分岐する側線器を持つが、そのウロコの下にも有毛細胞が見られる。水流を検出していると考えられている。

光反応に強く関わっている、というもの（Mori 1993）。

これらの結果は、小脳脳波の記録には、小脳体部の前寄りに大きめの電極を置けばよいことを教えてくれる。直径〇・二ミリの銀線の先端部を小さいバーナーの炎で溶かして〇・五ミリほどのボール状にし、ボール部を残して手製の細いガラス管に絶縁接着剤で封入したものを電極として用意しておく。それを頭蓋後頭骨に開けた小さい穴を通して小脳の決められた特定の部位に当ててやる。フラッシュ光を目にあてながら、目的とする場所に電極が当たっていることを誘発波で確かめ、ガラス管を骨に固定してやるのだ。

また、前頭部の骨の中にもう一つ銀ボールを埋め込んでおき、両電極の差動記録とすることによって、脳波以外の不要な電位変化（ノイズ）を除くようにするのであるが、それでも、鯉容器の外にある主増幅器まで有線で導出するには、前置増幅器（通称プリアンプ）を頭部に装着する必要があった。プリアンプがあれば、導出するリード線が少しぐらい長くなっても、また鯉が動き回っても安定に脳波が記録できる。

プリアンプを頭に載せても鯉が自由に泳ぎ回ることができるほど小型化するまでに、さらに一苦労があった。そのようなプリアンプの作成には、豊橋技術科学大学に就任したばかりの中村哲朗教授（故）と、鯉の実験で小脳脳波解析を担当した臼井史朗（当時、豊橋技術科学大学助教授）の共同開発による集積回路（ＩＣ）チップの完成が不可欠だった。

ちなみに、小さい防水容器に封入されたＩＣプリアンプの完成品は、大きさ八×八×四ミリ、重さ〇・七グラムで、それが歯科用セメントで鯉の頭蓋骨に接着された（図２・４）。

密閉容器の鯉に酸素を供給する

鯉の宇宙実験に与えられた搭載スペースは、幅と奥行き約六〇センチ、高さ約四〇センチ。実験装置全体をそのサイズに収め、NASAが用意するスペースラブのラックに取り付けられる。

体長二五～三〇センチの鯉を搭載しようとすると二匹が限界。それぞれ独立した鯉容器にすれば、片方が死んでも他の鯉の実験は継続できるので、それぞれに水流ポンプ、空気ポンプ、酸素供給装置、水濾過装置、水圧調整装置の組み込みを予定すると、鯉一匹にゆるされる水の量はわずか四・五リットル。

この水量で、一週間の飛行とその前後のテストで計二週間、鯉を密閉し、健康に生かすなんて、常識では考えられないことなのだ。それまでにも、アメリカ、旧ソ連が三回ほど小魚を宇宙へ持っていったが、いずれもポリエチレンの袋に酸素を封入しただけで、魚の生還を期待しないものだった。

体長二五～三〇センチの鯉は、体重三五〇～四〇〇グラム。屋内の水槽でこれくらいの鯉を飼おうとすると、普通は一匹につき最低二〇リットル程度の水が必要だ。体長二五センチの魚一匹を四～五リットルの水で飼うなんて、国内の水族館や養魚場、活魚輸送をやっているところなど、どこに問い合わせても役にたつ情報なんてなかった。

そんな非常識な装置作りが最大の関門だった。

鯉や金魚が一時間に消費する酸素量は、体重一キロあたりに換算して約五〇ミリリットル程度。活発に動き回るときには軽くその三倍ぐらいになってしまう。また、鯉や金魚は急激な水温変化に弱く、一〇分で室温から五度変化するともう限界だ。装置開発に向けたこのような基礎実験を、当時の御手洗研究室の助手だった高林彰、榊原学、技官の高木貞治らとともに、本来の自分たちの研究の合間に手がけた。昭和五三年、一九七八年のことである。

（あれ⁉　ＮＡＳＤＡの宇宙実験公募が一九七九年なのに、一九七八年にはもう準備を初めていたとはどういうこと？）

と気付いた読者があればアッパレ。

実は、ＮＡＳＡの世界公募が一九七八年に始まっていて、御手洗がそれに応募していたのだが、わが国でＮＡＳＤＡが独自に応募を開始。急きょ、そちらの方に切り換え、その際、定年退職の期限を考慮し、代表研究者を御手洗から助教授の私に変更した。

その御手洗から飛び出したすばらしいアイデアが、

「心臓手術のときに使う人工肺が使えないかね？」

人工肺とは、心臓を止めて手術する際に使う人工心肺装置の肺部分で、液体は通さないがガス成分は通しやすい膜が使われている。広い膜を何重にも折り重ねたり、チューブにしてたばねたりして表面積をかせぐ構造だ。

その膜の片側に血液、もう片方に酸素を流してやると、酸素や炭酸ガスが濃度の高い方から低い方へ動く。血液のかわりに水を、酸素のかわりに空気を流してやればよい、というわけだ。

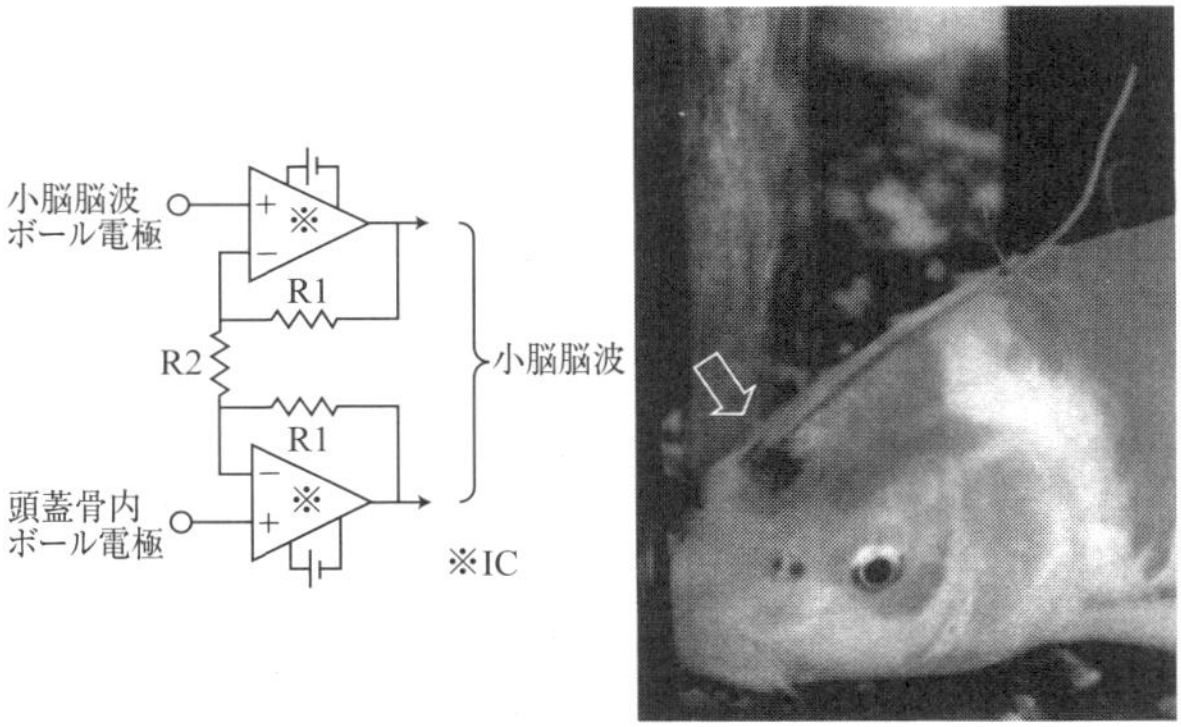

図２・４　差働型ICプリアンプ（左図）を頭部に装着した鯉（右図）

鯉容器の水を人工肺に流したりバイパスしたりできる密閉式水循環キットを自前で作り、水圧や酸素濃度の測定機器をそれに組み込んでいく準備でまたたく間に一年、その密閉水路の容器に鯉をいれて計測を繰り返すこと一年。得られたデータをもとに、数学的シミュレーションモデルがやっとできあがった。

簡単な微分方程式を解くことになったが、数学的処理は、工学部電気出身の高林の得意とするところ。今では歴史的遺物、当時としては最新コンピュータ「ハイタック・テン」が働いてくれた。幅二センチほどの黄色の紙ロールにパンチされた計算式ソフトがパタパタと走ると、パネルにズラリとならんだLEDランプが緑と赤に点滅しながら読み込む。その記憶容量四キロバイトに「ワーすごい!」と驚いた時代のことである。

小児用の人工肺(膜面の総表面積一・六平方メートル)を使った解析結果は、四・五リットルの水量でも、水の流量を毎分一・〇リットル以上にすれば、体長二五〜三〇センチの鯉を四匹までは封入可能というもの。どうして四匹までと言えるのか?

図2・5を見てほしい。左図(A)は、人工肺に毎分一・五リットルの水を流せば十分に能力を発揮することを教えてくれている。鯉容器の水流はなるべくゆっくりの方がよい。速いと鯉は泳ぎ疲れてしまうのだ。右図(B)は、何匹もの鯉の酸素消費量を測定した平均値から推量して、小児用人工肺一個で何匹の鯉を飼えるのか判断するために用意したグラフである。縦軸は鯉容器内の酸素濃度で、酸素分圧として表示してある。

大気圧がほぼ七六〇ミリメータ水銀柱(mmHg)だから、大気中の酸素分圧はその1/5(正確には二〇・九%)すなわちほぼ一六〇mmHg。ということは、水に大気中の酸素が最大限に溶け込んだとして

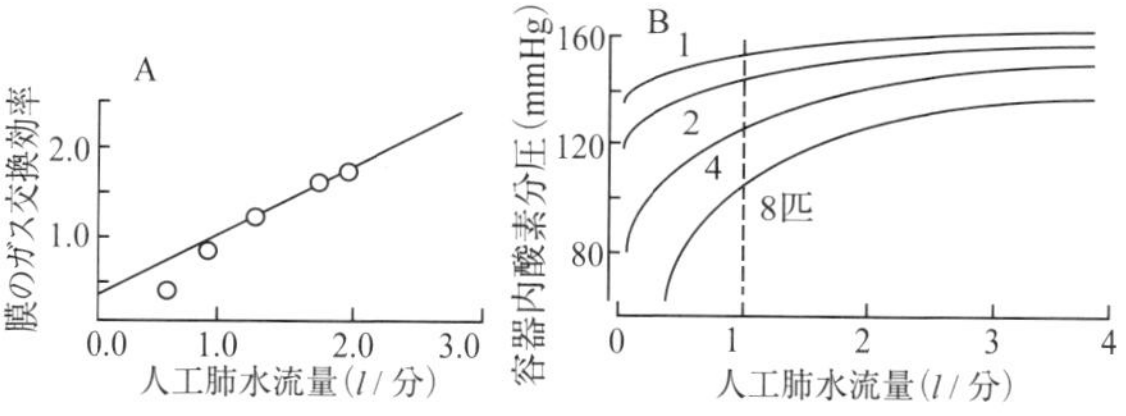

図２·５　シミュレーションモデルによる人工肺の能力．左図（A）は、水流量 1.5 ℓ／分以上で人工肺が最も効率よく働くことを示し、右図（B）から、水流量１ℓ／分が確保されていれば、４匹の鯉でも酸素分圧 120mmHg を保つことができることがわかる．

もせいぜい一六〇 mmHg である。

鯉を密閉容器に入れたまま人工肺が働かない状態にすると、水の酸素分圧はしだいに低下し、やがて一〇〇～八〇 mmHg まで落ちると、鯉の動きは鈍くなる。それは酸素濃度が六〇～五〇％に減った状態であり、われわれが四〇〇〇～五五〇〇メートルの高山に登った酸欠状態だ。

われわれが元気に動き回れるのは高度二〇〇〇メートルくらいまで（酸素濃度が八〇％くらい）。それより酸素の少ない状態を、国は労働安全衛生法で低酸素環境と定義する。水中の鯉にとっても、八〇％の低酸素状態、つまり酸素分圧一二〇～一三〇 mmHg が労働安全の限界と考えてよさそうだ。

とすると、図から、水流量が毎分一リットルでは鯉四匹が限界であることが読み取れるというわけだ。スペースシャトルに搭載される鯉は、結局、二匹をそれぞれ別個の容器で独立して運転できるようにしたので、一匹に一個の人工肺があてがわれ、膜の劣化を考慮しても十分に余裕があった。

水フィルターについて試行錯誤のすえ、アンモニアの吸着にはゼオライト、粘液には不織布、消臭のために適量の活性炭の利用を決めた。

これらの結果が出そろった時点で、鯉の宇宙実験用装置の設計にゴーサインを出すことにした。あとは、NASDAから搭載用装置製作を依頼されている、三菱重工神戸造船所の仕事だ。一九八〇年暮れのこと。当時、打ち上げ予定はまだ一九八八年一月のままだった。

二歳で二五センチの肥大鯉

一九八八年一月に予定されたFMPT実験は、一九八六年に起きたチャレンジャー号の事故によって予定が延期された。そして、一九八九年三月にシャトル打ち上げが再開されたとき、SL‐Jのシャトル打ち上げ予定は一九九一年六月と発表された。

打ち上げの一月から六月への変更は、鯉の宇宙実験にとって大問題だった。鯉は、四月から六月、ときには七月になってもまだ産卵の季節なのだ。メスは大粒の卵を、オスは小さい精子を大量に放出する。水は真っ白に濁って鯉容器の中は見えなくなってしまう。また、水は腐敗しやすくなるし、人工肺の機能を劣化させる恐れもある。打ち上げが六月となったことにより、産卵対策が新たな問題として浮上した。

魚の産卵について書いている教科書を読むと、「水温を一〇度くらいまで下げると産卵しなくなる」「ホルモンを与えると産卵時期を調節できるが、まだ試験段階である」――といった具合で実現はとても無理。「オスとメスを別々にしておけば……」のアイデアも、オスメスは産卵期が近づかないと選別は無理、とわかってがっかり。

NASDAから、「宇宙実験の代表研究者会議で、打ち上げ変更にともなう不具合を報告するように」

との要請があり、これらの検討事項をまとめ、「困っている」と会議で報告したら、アメリカの美人宇宙飛行士候補ファルフォードが、

「オーストラリアで鯉を飼育したらどうかしら？」

「ウーン、それはいいアイデアだけど……、だけどウーン――」

頭をかかえると、会場大爆笑となった。

名古屋近在に、弥富金魚として有名な、観賞魚を養魚している弥富市（当時は弥富町）がある。錦鯉も養魚されていることを知っていた。藁《わら》をもつかむ一心で弥富金魚漁業協同組合の三輪組合長に電話したものだ。

「方法がないこともないんやが……」

「ぜひ、教えてください」

「うーん……二歳やとまだ産卵せんのやけど、二歳鯉で二五センチをそろえるちゅうのは――まあ、やってやれんことはないでしょう」

「どうやるんです？」

「魚は、棲《す》んどる池の大きさに合ったように成長すっから、適当に数を減らしていっぱい食わせりゃ……あと運動させて身を引きしめてやりゃ……」

これがきっかけとなり、やがて弥富金魚漁業協同組合のみならず、弥富町あげて、鯉の宇宙実験に支援いただけるようになった。

当然、シャトルに搭載する鯉も、黒い真鯉から二歳の錦鯉に変更した。ビデオ画像から鯉の背光反応を計測するにも、錦鯉の方が測りやすく、好都合だったからである。

ちなみに、鯉の二歳は数え年の二歳。生まれた年が一歳鯉。普通に育てれば一〇～一五センチの大きさの二歳鯉。それを一年間で二五センチにまで育て上げようという信じ難いような実話だ。ちゃんこ鍋料理を口に押し込むお相撲さんを連想した。

鯉用宇宙実験装置の開発

当初、〝あの大型船ばかりつくってきた造船所がこんな小さな装置をつくる――!?〟と半信半疑だったが、時間とともに、〝なるほど、これが日本を背負ってたつ重工の実力なのか〟と感服し、いっしょに仕事のできる喜びを感じるようになったものである。

そのプロジェクトチームのやり方、それは後にNASAのスタッフと交流するうちにやはり同じだとわかったことなのだが、いわゆる「システム・エンジニアリング」と呼ばれるものらしい。

まず、初段階は「概念設計」。

鉛筆と消しゴムで罫線紙にあらゆる可能性を描き出す段階だ。研究者側の経験と知識がとことん引き出され、それに自分たちの経験とアイデア、確認、調査が加わる。特徴は、その場で討論された内容のキーポイント、解決すべき項目が整理され、記載を残すのだが、その際、「アクション・アイテム」と称して、やればできそうな調査項目や技術的検討を列記し、その担当責任者と達成目標期日を設定する。この積み重ねが続くのだ。実に効率がよい。

無重力になった瞬間に鯉は暴れださないか、という疑問が出された。

当時まだ、わが国には無重力実験をやれる施設なんてなかった。

共同研究者になってもらっていた宇宙科学研究所の長友信人《まこと》(故人、わが国初のスペースシャトル利用の研究者。スペースラブ1号の日米共同の宇宙実験、通称〝人工オーロラ〟実験で主任研究者を務めた)が、自分の研究所に、大型バルーンを使った観測技術を開発しているグループがあるから、そこにたのんで自由落下実験をやってみようと提案があり、御手洗グループとそのバルーングループの共同実験の形で実現したのが一九八二年の夏(図2・6)。

ロケット形状のカプセルに一匹の鯉と三匹の金魚を封じ込め、鯉の脳波を無線で地上へ飛ばしながら、高度三万メートルから自由落下させ、約二〇秒間の低重力状態の魚の動きを二台の八ミリカメラで撮影(当時、小型ビデオカメラはまだ市販されていない)、パラシュートで海に軟着陸させたカプセルを船で回収する、というスケールの大きな実験だった。

落下中の魚は静かに泳いでおり、まずは一安心。このバルーン実験基地は三陸海岸の人里離れた小高い山の上にあり、現在も頻繁に実験が行われている。

一九八六年、わが国でも飛行機を利用した無重力実験が可能になり、その年の一月二九日、わが国初の放物線飛行実験として、鯉とともに私たち自身も搭乗することになった(コラム10参照)。

朝八時、名古屋空港(現、県営名古屋空港)に隣接する三菱

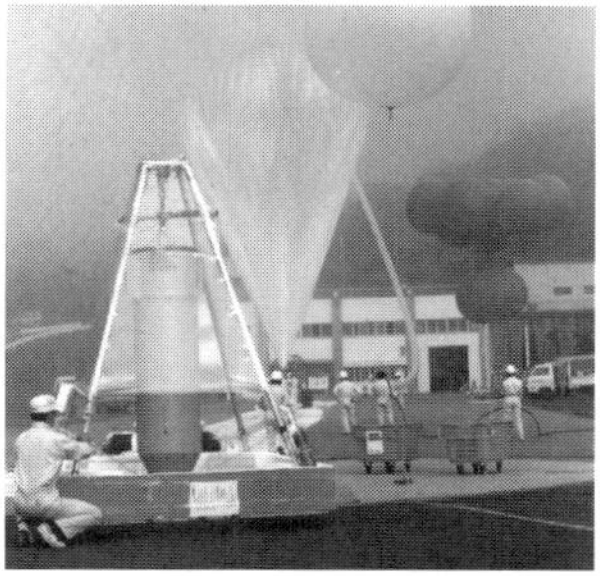

図2・6　大型バルーンの放球(三陸海岸の宇宙科学研究所実験施設). 鯉1匹、金魚3匹を3万メートル上空から自由落下させた. 放球前、ときどき赤い小球を放って風の流れを読む.

重工・小牧工場に集合。準備にあてがわれた部屋の前に、ひと目で報道関係とわかる人たちがたくさん集まってガヤガヤと落ち着かない雰囲気だ。

（なるほど、日本で最初の放物線飛行実験ともなると、こんなにも興味がもたれるんだ）と感心しながら近づくと、突然、

「昨晩おきたチャレンジャー号の事故について感想をひと言――」

と口もとに数本のマイクを突きつけられ大あわて、頭は真っ白、何を話したのか記憶にない。この失態が頭にこびりついて、その後、報道関係の人たちに出会うと無意識に身構えるようになっていた。

放物線飛行は、飛行機に、ボールを空中に四五度くらいの角度で投げ上げた軌跡と同じように飛んでもらうのだ。放物線をさかさにした軌跡なので放物線飛行、大砲の球が飛ぶ軌跡なので弾道飛行とも呼ばれる。思いっきりはずみをつけて上昇すると、その放物線の頂上で二〇秒間ほど無重力状態が得られる（図1・4）。一回のフライトで六回から一〇回の放物線飛行が実施される。

無重力状態になった鯉が暴れだすようなことはなく、無重力下では確かに光だけに依存した背光反応となるし、小脳脳波に何か変化がありそうなこと、開発中の宇宙実験用鯉容器が無重力下でも支障なく働くことも確認できた（図2・7）。

このように装置の概要がほぼ決まると、次が「詳細設計」だ。

目的とする装置製作にあたり、動作データを最大限に収集できるような装置が設計され、試作される。これが、「エンジニアリング・モデル」で、どんな材質をつかっているかを抜きにすれば、搭載装置（フライト・モデル）として十分使えるもので、むしろ本番には必要のないものまで備わっている。この装置で、

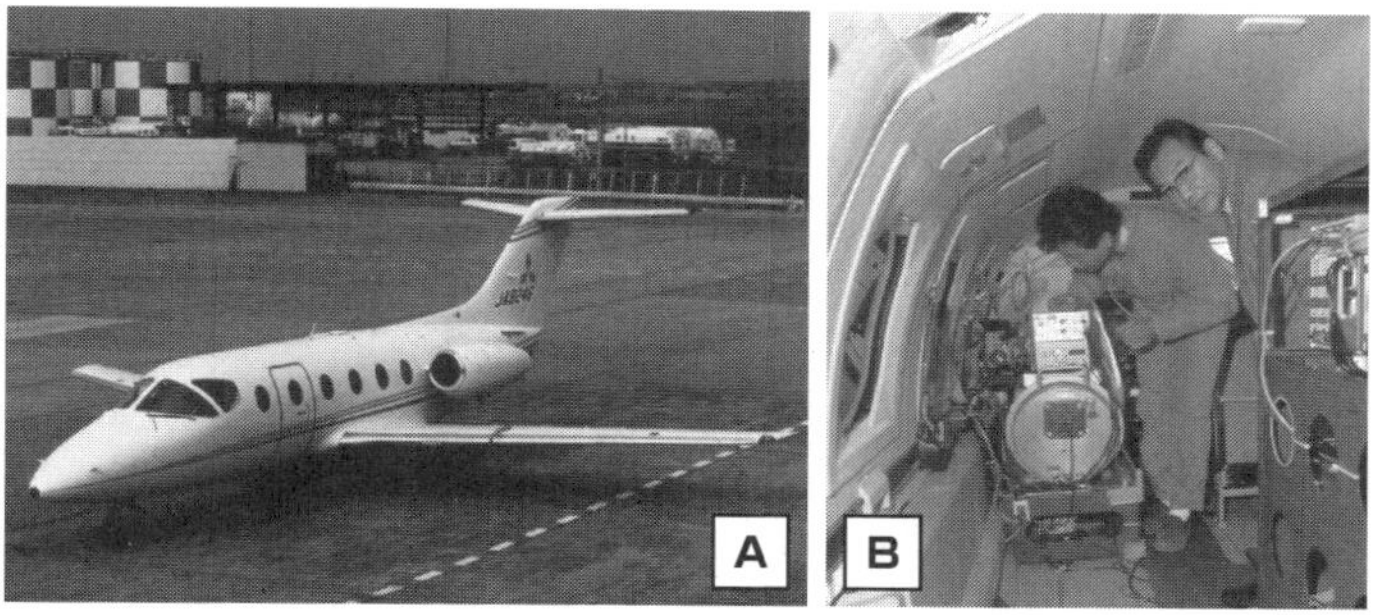

図 2・7 A. 放物線実験に使われる MU-300 機（DAS 提供）
B. 飛行前準備．手前は筆者（1986 年当時）

改良点をあぶりだすのだ。

名古屋から神戸へ、電極を埋め込んだ鯉が車に酔わないように気遣いながら、私、高林、高木の三名で名神高速を何度も走った。

一九九〇年三月、三菱重工業が製作を担当した他の宇宙実験用装置とともに、研究者らの最終確認を兼ねた試運転が行われ、翌週には日本のPS候補者とアメリカの搭乗予定者全員による最終操作訓練があった。このときまでには、改善点はすべてクリアされていた（図2・8）。打ち上げ二年前のこと。

このようにして完成された魚の宇宙用実験装置は、その後、

コラム 10

国内の放物線飛行実験施設

現在、国内で放物線飛行（パラボリック・フライト parabolic flight）を提供しているのは「ダイヤモンドエアサービス（株）（DAS）http://www.das.co.jp/」のみ。場所は、三菱重工業名航小牧南工場の敷地内にあり、県営名古屋空港の滑走路を利用。1989 年に三菱重工業から独立した株式会社となり、10 人乗り小型ジェット機 MU300 を所有していたが、1995 年に中型ジェット機ガルフストリームⅡが購入され、現在、これら 2 機が放物線飛行実験に供されている。

わが国が世界に誇る水棲動物用宇宙実験装置として、一九九四年飛行の「第二次国際微小重力実験室（IML-2）」では金魚、メダカ、イモリを宇宙に運び、一九九八年の「ニューロラブ」ではガマアンコウを宇宙に運び、面目躍如といったところ。ちなみに、スペースシャトル搭載用に開発された装置は、協定により、特許の取得ができず、世界が共用する装置になる。

A

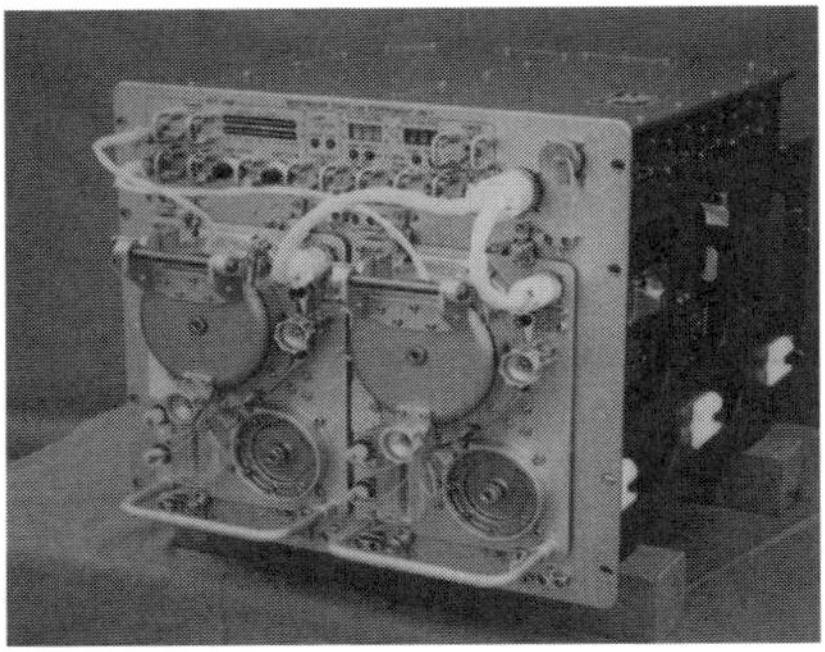

B

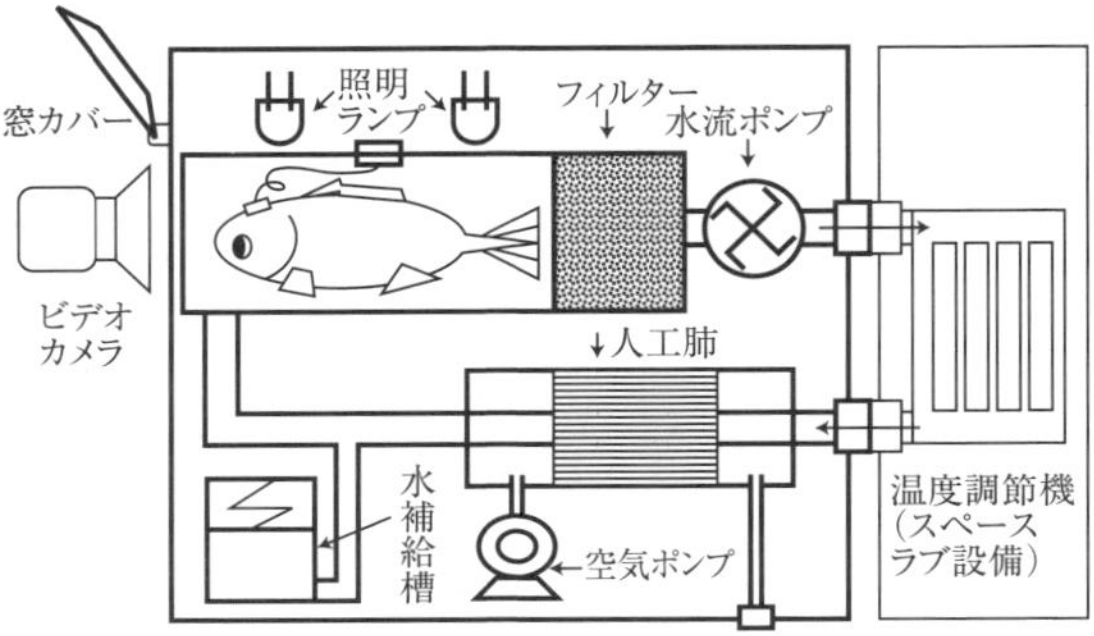

図 2-8　A. 完成した搭載用装置（２個の鯉容器を挿入）、
B. １個の鯉容器の内部構成略図

ケネディ宇宙センター（ＫＳＣ）への遠い途《みち》

一九八九年三月、チャレンジャー号爆発事故以来三年間中止になっていたスペースシャトル飛行が再開。その翌年、一九九〇年の一月二九日、ＮＡＳＤＡが、ＮＡＳＡの公式見解として「一九九一年六月一七日にＳＬ‐Ｊの打ち上げを予定」と発表。その六カ月前にはＫＳＣで恒例の「全体リハーサル」だ。

ところが、その公式発表の二週間後。シャトルの補助タンクに燃料洩れが発生し、再びＳＬ‐Ｊ打ち上げ予定は延期。「またか……!」と悲観的なムードがただよい始めていた。

急きょ、ＮＡＳＤＡとＮＡＳＡのはからいで、準備作業が面倒な三テーマ「鯉の実験」「ショウジョウバエの実験」「ニワトリの卵の実験」について、規模を縮小した作業リハーサルをＫＳＣ（コラム11参照）でやってみようということになり、その年（一九九〇年）の六月四日から二四日にかけて、私、高林、高木の三名が出かけた。

鯉の宇宙実験にとって、この第一回目リハーサルは、まさに運命の女神の采配だった。大問題が発覚してしまったのである。もしこの打ち上げ延期がなければ、おそらくマスコミからは『鯉の宇宙実験は準備不足のため断念。その責任は誰に?』と追求され、とても昼間は巷《ちまた》を歩けない、暗い憂うつなその後の人生となっていたにちがいない。

衝撃の第一回目リハーサル

打ち上げ計画では、KSCに水量一トンのビニール・プール二個を設置し、それぞれに一五匹の鯉を入れ、それぞれに一〇リットルの活性炭、一〇リットルのゼオライトを濾剤とした単純な水フィルターを通して水を循環させる方式をとることになっていた。

そこで、第一回目リハーサルでは、KSCに用意した二つのプールに、日本から空輸した八匹の耳石摘出鯉、八匹の正常鯉を放ち、頭に脳波導出用電極とプレアンプを装着してみることにした。

KSC・ハンガーL（図2・9B、コラム12参照）の与えられた部屋で組み立て式簡易プールをセットし、水道水を注ぎ、まる一日間、水の濁りと脱カルキをやり、それから鯉をプールに移す。このやり方は私たちが日本でやっていたもので、なんの心配もしていなかったのだが、移した鯉がよく跳ねるので、職員が打ち網用ネットをプールに覆ってくれた。

どうも鯉の様子が変だ。

コラム 11

ケネディ宇宙センター（KSC）（図2・9A）

ジョン・F・ケネディ宇宙センター（John F. Kennedy Space Center）が正式名。ケネディ大統領の功績をたたえてつけられた名称。KSCは、フロリダ東海岸にあって、1949年建設の空軍ケープカナベラル基地、ミサイル発射試験場に併設された施設。アポロ計画にともなう巨大なロケット開発のために、敷地面積5万7千ヘクタール（1ヘクタールは1万平方メートル）という広大なロケット発射センターとし、また各地に散らばっていたロケット打ち上げ関係部門を集め、1979年から、スペースシャトルおよび搭載されるペイロードの組み立て、点検、打ち上げ、着陸までの一連の作業を担当するようになった。広い敷地には湿地帯が点在し、国の野生動物保護区ともなっている。

次の日には何もしないのに一匹が死に、何匹かは弱っている。鯉の脳波を取るための電極と小型のプリアンプを頭に取り付ける手術をやると、元気だった鯉も弱って次々と死んでしまい、手の打ちようがない。隣りの部屋でウニの産卵実験をやっていたフロリダ大学の女子学生サリー・リザーランドが、「アイムソーリー」となぐさめてくれた。

思い当たることといえば、異常に強い水道水の濁り、そして職員が、「水道水は飲まないよ。水を飲みたければ、ボトルウォーターが入口にあるから」と言っていたこと。もちろん、水質検査のため、水道水のサンプルを日本に持ち帰った。

第一回目リハーサルの大失敗は強烈な衝撃だった。この轍《てつ》を踏むことのないように、すべてに確認と備えが必要であることを強く肝に銘じた。

鯉の調達、水の調達

第一回目リハーサルのみじめな結果は、日本から送った鯉がKSCの水道水に馴じまなかったこと、輸送によるストレスが鯉を弱めたことが原因、と帰国後NASDA報告会。

「フロリダでも錦鯉を見かけますよ。現地で鯉を調達し、水もそこの水を使えばいいのだから、問題ないんじゃないんですか?」

「なるほど——調べてみる必要がありますね」

と答えはしたものの、はたしてフロリダで鯉が大量に手に入るのだろうか、と図書館通い。役に立つ資

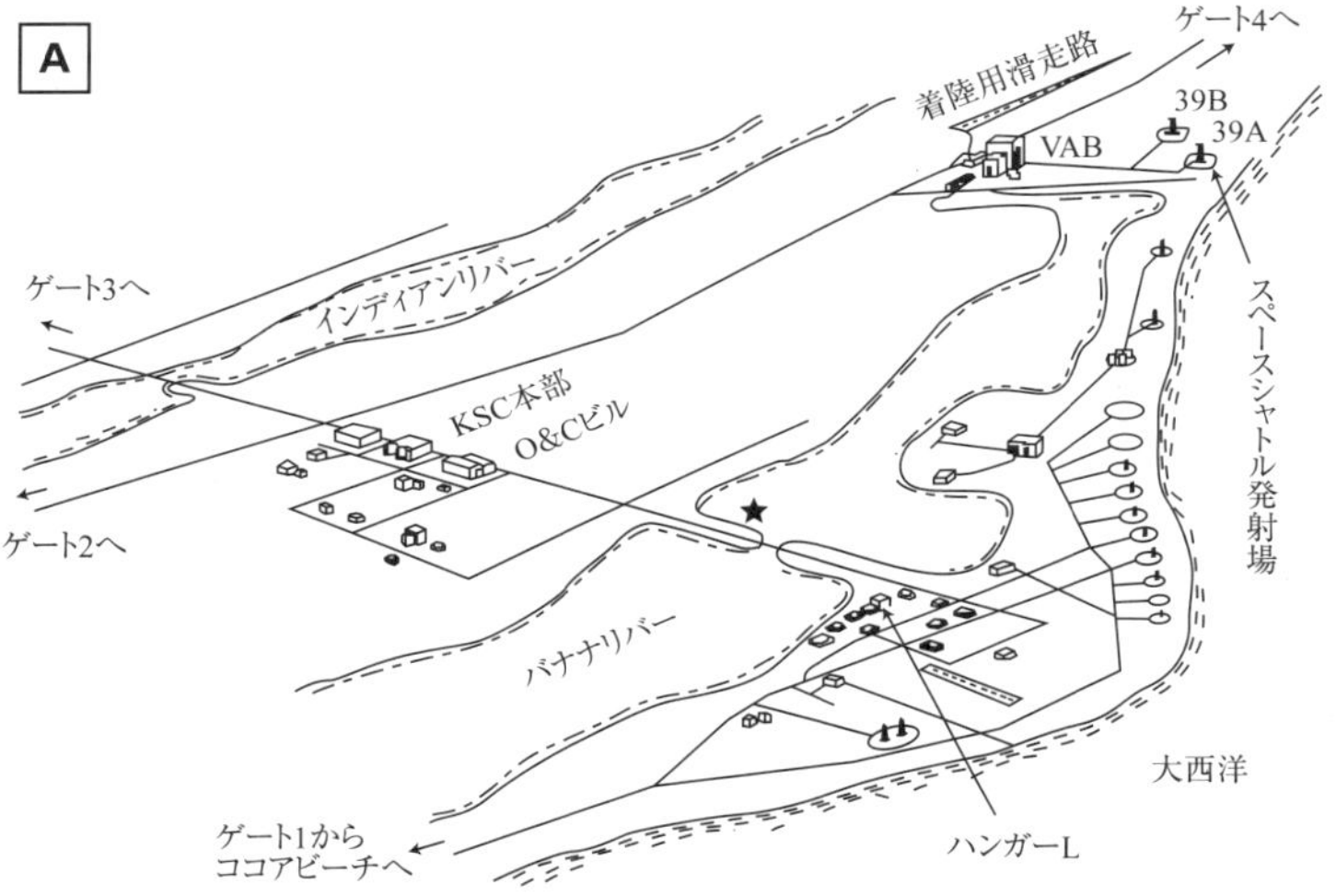

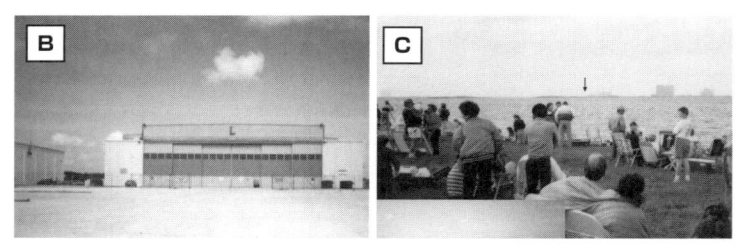

図 2・9 A. ケネディ宇宙センター（KSC）構内鳥瞰《ちょうかん》図（1990 年当時）
B. ライフサイエンス宇宙実験の生物搭載準備を行なったハンガー L の建物正面（1990 年当時）
C. 早朝のスペースシャトル打ち上げ観覧．スペースシャトル打ち上げ時には KSC 構内のパークウェイ・ロード沿いバナナリバー堤（構内鳥瞰《ちょうかん》図の★印）が一般に開放された．簡易トイレがズラリと並び、ちょっとしたお祭り気分．矢印のあたりから発射．

料はなく、焦燥感がつのるばかり。

ＮＡＳＤＡのスタッフがＫＳＣへ出かけると聞けば、途中の水サンプルを持ち帰ってもらうようにお願い、ＫＳＣのサリー嬢には、ＫＳＣ近辺の養魚場と水質検査データが欲しい、と手紙を書いた。第一回目リハーサルのとき隣りの部屋で実験していた大学生サリーが、ハンガーＬの契約職員として就職、との情報が入っていたからだ。

三カ月ほどたった頃、サリーから資料が届いた。ＫＳＣの近在のみならず、オーランド近郊にある水族館や錦鯉を飼っている施設の飼育状況や水質を検査したデータがあり、その中に養魚場も一カ所含まれていたのだが、とても私たちが望むような鯉を大量に調達できる状況ではなさそう。

そんな折、フロリダに住む内藤氏が、仕事の途中、名古屋に立ち寄って貴重な情報を入れてくれた。

フロリダに住む内藤氏とは向井千秋宇宙飛行士の弟。「何か役立つようでしたら、どうぞ引っ張り出してやって下さい」の向井さんからの助言をたよりに、困っている状況を伝えてあった。

フロリダ・オーランドにあるディズニーワールドの近くに、シー

コラム 12

KSC・ハンガーL　KSC Hangar-L（図2・9B）

宇宙実験で生物試料を準備するための専用の建物。ハンガーとは飛行機の格納庫のこと。大きな屋根の八の字の付け根に Lと記されており、よく似たとなりの建物にはM、つまり、その昔、ケープカナベラル空軍の飛行場であったところ。現在も、空軍のロケット発射場が近くの大西洋岸に並ぶ。ハンガーLの正式名称はLSSF（Life Science Support Facility）、すなわち生命科学支援施設で、NASA専属の職員および実際の作業を支援する契約職員が宇宙生命科学実験の準備を後方支援する。

ワールドという大規模水族館がある。そこで魚の受け入れを担当している責任者デーヴィスに会って仕入れた情報だった。

デーヴィスの話というのは、

「――確かにフロリダにも養魚場があって、鯉も養魚されているが、そんな特殊な年齢とサイズの錦鯉を大量に調達できるとは思わないし、リスクが大きすぎる。――それに、日本から輸送した鯉をKSCの水に直接入れるなんて無謀だ。シーワールドでは、新しく魚が入ると必ず水族館の水に馴らす手順をとっている」というもの。

ようするに、鯉は、使い慣れた弥富の鯉を日本から輸送し、KSCで水に馴らしてやればよい、ということだ。

となれば、残るは水の調達である。

水も弥富から運んでやれないだろうか。――少なく見積もっても四トン程度の水が必要。しかも、六カ月前に全体リハーサルがあるので、一度だけではすまない。となると、輸送費がばかにならないし、ハンガーLに置く場所の確保も問題。

鯉の輸送を担当するMJC貿易酒井の仲介で、名古屋の水施設関連を営業する寿工業に相談をもちかけた。濃縮ジュースをつくるやり方で弥富の水を濃縮し、蒸溜水で再生する方法が試された。一〇分の一ほどに濃縮できることがわかったが、腐敗させずに長期保管する技術と施設が問題。

サリー嬢から送られてきた、フロリダで鯉を飼っている池の水質を集めたデータを見直した。どれも弥富の水に近いとは言いがたいものばかりだったが、ただ一つ、フロリダで広く飲料水として市販されているキッシミー（フロリダ内陸部にある地域）産の湧き水が比較的近いものだった。このボトルウォーターなら、一ガロン（三・六リットル）一ドルぐらいだから経費なんて問題外。何よりも、欲しいときに必要なだけ入手できることが魅力だ。

結局、日本から輸送した鯉をこのキッシミー水に馴らすやり方が最もリスクが少なく、現実的と判断。一九九〇年の暮れも押しせまっていた。

新しい打ち上げ予定が一九九二年の八から九月になりそう……、と伝達があった。たび重なる延期でNASAからの情報は控えめだった。全体リハーサルがその六カ月前。時間がない――急ぎ、鯉の水順応確認テストをやらなければ……。

鯉を新しい水環境に馴らす

何かやろうとすると常に予算を伴うのが国の事業。急に何かをやろうとしても身動きがとれない。残された時間は限られていた。

思い切って、弥富金魚漁業協同組合の三輪組合長に相談。

「鯉の水順応テストをKSCでやりたいけど、急なので何ともならないんです」

「できるだけ協力しましょう」

ということで、確認テスト用の鯉一〇匹とKSCまでの輸送すべてを面倒みていただけることになり、輸送担当の酒井が輸送をアレンジ。

KSCのサリー嬢にテストの計画書を送ったところ、すぐにファックスが返されてきた。

「テストはやれるが、ハンガーLを統括するマンシー氏の承認がいる。NASDA経由でお願いしてほしい」

考えてみれば、当然のことである。何をやるにも、人手と物がいるし、時間と経費が必要だ。国の事業であるからには、本来、NASDA経由で進めるべきなのだが、予算を申請していないので正式ルートでは無理だし、NASDAのFMPT経費に余裕がないことも知っていた。

窮すれば通ず……である。結局、NASDAとNASAの協力契約の中のKSC作業経費の中に吸収してもらえたようで、テストは実施されることになった。

空輸された一〇匹の錦鯉を市販されている飲料水(ボトル・ウォーター)に馴らしてみようというわけだ。一九九一年の七月から八月にかけてテストを実施、シャトルが打ち上がるほぼ一年前のことである。

九月になり、サリー嬢から分厚い報告書が送られてきた。

「水順応の手順を踏まずに、直接、新しい水容器に移した鯉では、ショックが強く、三日ほどヒレをたたんで動かなかったが、一五%ずつ馴らしたグループでは、新しい水に移してもすぐに鯉は元気に泳ぎまわり、食欲も旺盛」

テストは大成功。問題は一挙に解決……と言いたいが、一五%ずつ水替えして新しい環境に魚を馴らすこの方法は、フロリダのシーワールドで実際に行われているもので、それを鯉で確かめただけのこと。私たちのテストのねらいは、実は三〇%水替えでも大丈夫かどうかを知ることにあった。

本番では、弥富水二〇リットルと同量の酸素が入ったビニール袋に鯉を一匹ずつ封入し、一袋ずつ丈夫な特製カートンボックス(段ボール箱)につめて空輸することにしていた。ハンガーLで受け取ったあと、そのまま水替えを一五％の割合でやると、まず一回目に三リットルの水を袋から取り出し、キッシミー飲料水を三リットル入れる。二時間後にまた同じように三リットルの水を入れ替えることを繰り返し、袋の水の八〇％以上、つまり一六リットル以上がキッシミー水で占められたら、鯉を大きいプールへ移す。さて何回水替えが必要になるだろうか、という数学の問題だ。

答えは一〇回なのだが、一日にやれる水替え回数はせいぜい四回。ということは、鯉を午後に受け取った場合、三日後でないと鯉をキッシミー水のプールへ移すことができない。ハンガーLは午後四時半が帰宅時間で、長居をすると嫌われる。もし三〇％の割合で水替えができれば回数は半分となり、少々頑張れば翌日には鯉を移せるのだ。できるだけ早く大きなプールへ移した方がエサも与えられるし、輸送でたまったストレスからの回復も早めることができるというもの。

テストの結果では、残念ながら、三〇％ずつの水替えでは、直接プールへ移したほどではないにしても、やはりショック状態が認められていた。本番では一五％の水替えの〝シーワールド方式〟で鯉をプール水に馴らすことにした。

鯉の宇宙実験を成功に導いた心熱き人々

ＫＳＣ第一回目リハーサルのとき、ＮＡＳＡのスタッフから、「本番では、打ち上げが数日から三週間ぐらい延期になっても対応できるように……」と忠告を受けていた。また、ＫＳＣで不慮の事故が起きた場合、鯉をどのように補充するかも考えておく必要があった。

課題は二つ。一つは、半恒久的に鯉を安定に飼育、管理できる信頼性の高いプールをハンガーLに用意すること、二つ目は、キッシミー水に馴らした多数匹の鯉をいつでもハンガーLへ補充できる即応態勢を準備すること。この二つが整えば、打ち上げが延期されても、不慮の事故があっても、なんとか対応できるはず。ところが、これらの課題は、KSCで搭載鯉の準備が順調に進みさえすればまったく必要のないこと。何が起きるかわからないので……、もし何かあった場合……、などの仮定の話にNASDAはとりあってくれない。しかし、何が起きるかわからないのが実験。

第一回目リハーサルから帰って二カ月ほどたった九月初旬のある日。鯉の調達をお願いしている弥富金魚漁業協同組合の三輪組合長、水調達で相談にのっていただいていた寿工業から杉山部長、鯉輸送担当の酒井、そして私、が寿工業の一室に集まった。KSCでNASAのスタッフから受けた忠告、それに対応しようとするにもNASDAからの経費支援が期待できないこと、を率直に伝え、助けをお願いした。

その時の感動を忘れることはない。

「――わかりました。わたしたちにやれることはできるだけお手伝いしましょう。作業計画を急ぎ用意してください。とにかく、国の威信がかかっていますからね」

とまどう様子もなく、皆さんから返事が返された。組織をリードする人たちの、大きさ、意気込み、に胸を打たれ、一方では、この宇宙実験の重みを再認識し、この実験は絶対に失敗させてはならないと心に誓った。

ただちに　寿工業の助けで、脱塩素水道水一トンのプールに鯉を入れて濾床を生物学的に安定化させる手段について検討が始まった（コラム13参照）。

予定通りの活性炭とゼオライトによる単純な濾過方式だと、安定化に約一カ月を見込む必要のあること、ゼオライトの代わりにイオン交換樹脂も有用なこと、既製のカセット式純水製造用フィルターを使って強制的にプール水を管理することもできる、など、わかったのだが、もはや計画変更の交渉をやっている時間がない。ハンガーLでは当初の計画通り、もっとも単純な濾過方式で安定化濾床のプールを設営することにした（図2・10）。

問題は、二つ目の課題。それはいつでもKSCに鯉を補充できる態勢づくり。複数の人手、それに施設のいる話、多額のお金のいる話である。

第一回目リハーサルで発生した問題点の対応策が出そろい、本番の実施に向けた詳細手順を打ち合わせていた一九九一年一〇月中旬のある日、寿工業の会議室にいつもの支援関係者が集まったときのこと。

「国からの補助が望めないのなら、民間ボランティア活動として支援できないだろうか」「フロリダの内藤さん宅に場所を借り、プールを置いて、日本から送った鯉をいつでもKSCへ補給できる支援基地を準備できないだろうか」と提案があった。

コラム 13

濾床の生物学的安定化

一般に、新しい水槽で魚を飼うと、まず魚が排泄するアンモニアが蓄積を始める。アンモニアが増えると、これを食べて亜硝酸塩に変えるバクテリアが繁殖して、アンモニアは減り亜硝酸塩が増える。アンモニアも亜硝酸塩も魚には有害。ところが、亜硝酸塩が増えると、これを食べて硝酸塩に変えるバクテリアが繁殖し、今度は硝酸塩が増える。硝酸塩は魚には無害である。水槽にアンモニアや亜硝酸塩を食べるバクテリアが豊富に存在していると、新しく魚が入ってきてもすみやかにアンモニアが硝酸塩に変換され、ときどききれいな水と一部入れ替えて硝酸塩が濃くならないようにすれば、半永久的にプールを使うことができる。これらのバクテリアは魚自身が体に付着させており、床に敷いた砂や砂利、容器の壁、フィルター材料などで繁殖する。

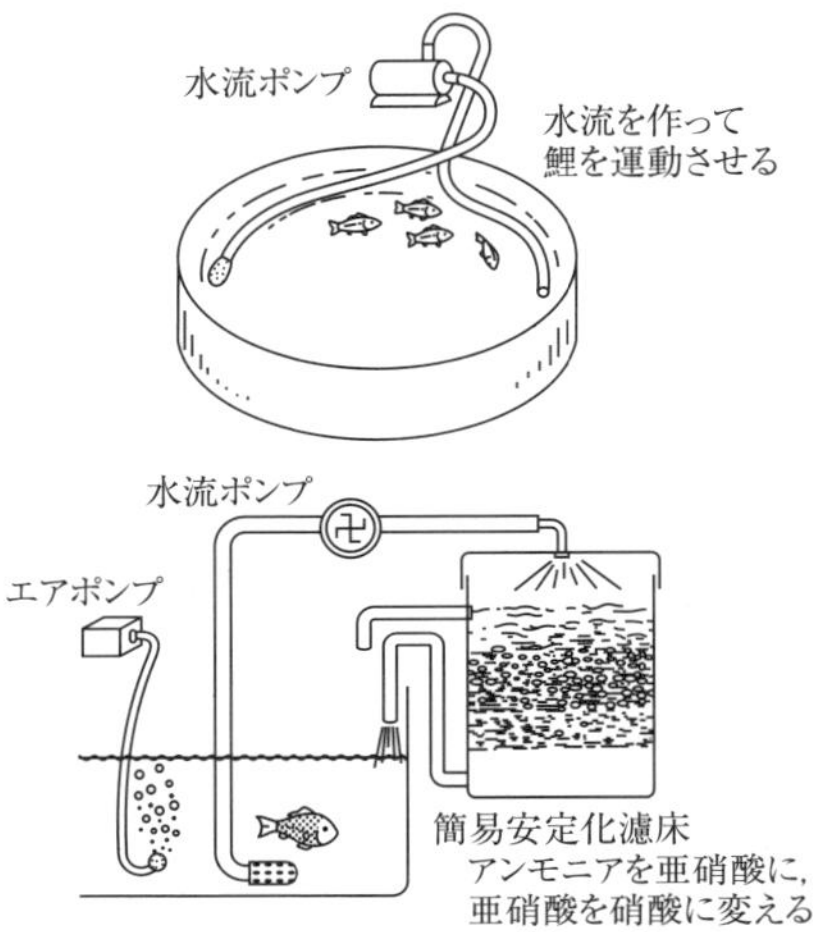

図２・10　プールと簡易濾過装置の略図

それは私が言い出しかねていたことだった。あとから悔やむようなことがあってはならない、というみんなの思いがこの提案となったのだ。鯉の宇宙実験は、もはや、それに関わっている皆さんの実験となっていた。

ただちに『民間支援グループ』の名称のもと、計画書を作成し、改めて関係する方々の長にお願い。弥富では、金魚漁業協同組合のみならず、町をあげて応援していただけることになり、弥富町長から激励、寿工業の社長からも暖かい励ましの言葉を頂いた。内藤氏も快く自宅庭の小屋に支援基地プールの設置を承諾、グループの一員として参加してもらえることになった。内藤宅からＫＳＣまでは車で二時間ほどの距離。

打ち上げ六カ月前の第二回目リハーサルと本番の準備に向けて連絡会を重ね、一歩さらに一歩と具体化されていく計画に緊張と感謝の毎日。

名古屋テレビの開設三〇周年記念事業の一つとして、鯉の宇宙実験を支援してもらえることになった。ロケットにまたがる錦鯉がかわいらしく図案化され、鯉の宇宙実験のマスコットとなってテレビに放映された。『ＫＳＣに行って鯉の宇宙実験を応援しよう』キャンペーンで小中学生を募集、さらに毛利宇宙飛行士候補を迎えて『子どもと親のための宇宙教室』を名古屋市民ホールで開催、などなど。鯉の宇宙実験は、私の手を離れてどこかへ行ってしまいそうだった。

不安、心細さ、ジレンマに悩まされながらスタートしたＫＳＣへの途《みち》は、このように多くの人たちの支援と励ましによって勇気づけられ、同時に、この宇宙実験が限られた一部の研究者のものでないこと、この経験がいろいろな形で社会に還元されなければならないこと、を強く認識させられた。

苦難の六カ月前全体リハーサル、そして本番

宇宙実験を終えて日本に帰ってきた毛利宇宙飛行士が、ある日、こんな話をしてくれた。「本当に、鯉が無事に帰ってきてよかったですね。実は、ＮＡＳＡの連中が、『鯉は飛行中に死ぬ！』なんて言っていたんですよ。わたしは、絶対に死なないと信じていましたから、昼飯を賭けてやったんです」

聞き忘れたが、きっと、毛利宇宙飛行士は豪華な昼飯をしこたま御馳走になったにちがいない。

ＮＡＳＡの連中は決して毛利宇宙飛行士に意地悪を言ったわけではなく、それなりの理由があった。実にいろいろなことが起きた。

脳内感染

スペースラブ‐J（SL‐J）に搭載される実験すべてが参加する「六カ月前全体リハーサル」が、一九九二年の四月に実施された。

四月一八日土曜日の午後。私自身は、マーシャル宇宙飛行センター（MSFC）（コラム3参照 p.32）で飛行実験模擬訓練を終え、アラバマ・ハンツビルからフロリダ・オーランドへ飛び、レンタカーでKSC近在の宿泊地ココアビーチへ約一時間。翌日の夜遅く、日本からやってきた高林、高木両名をオーランド空港に出迎える。

二〇日月曜日の朝、ハンガーLのプールの水を見て仰天。水が濁っていてプールの底が見えない。プールには一カ月前に日本から送った正常鯉が一〇匹ずつ入っていて、生物学的に安定化したプールになっているはず、……指示書の通りにやれば。

原因はすぐにわかった。

餌のやり過ぎだ。プールの鯉が太り過ぎている。残り餌が腐って水を濁らせたのだ。給餌担当の係が決められておらず、みんなで適当に与えてしまったようだ。

急ぎ、水濾過装置の活性炭とゼオライトを洗浄し、濾剤の量を追加、プールの水量を増やし、プールの鯉を内藤宅の支援プールへ移動。とにかく、次の日には、日本から新しく耳石摘出鯉一五匹、正常鯉一五匹が入ってくるのだから。

調達を依頼してあった薬品が未納のため脳波電極埋め込みを始めることができない、プール濾過装置の水流ポンプが次々と水洩れを起こすなど、思わぬトラブルが続出。

最大のトラブルは、またしても鯉が次々に死亡したことである。

脳波電極を埋め込んだ鯉の両目がとび出し、弱っていく。脳内感染だ。日本ではめったになかったこと。薬浴を試みるが、思うように回復してくれない。元気な鯉の方が少ない。

悪いことは重なるもの。リハーサルの仕上げとしてシャトル搭載用の鯉容器に入れた耳石摘出鯉が、六日目には弱って横になってしまい、安楽死。隣りの容器の正常鯉も、八日目に、脳波導出用リード線が断線、状態も悪く、これも安楽死。二匹の鯉は、それぞれの密閉容器の中で一四日間、元気にいるはずだったのに。

NASAの追求

これではNASAのスタッフが心配するのも当然である。二匹目の鯉が死んだ日の午後、ライフサイエンス実験のNASA側監督官、SL‐J宇宙実験のNASA側統括者からきびしい質問攻めがつづいたあげくに、

——もう一度リハーサルをやるつもりはないか。

KSCに滞在するNASDAのスタッフに話すと、予想通りの返答。

——もう一度リハーサルなんて、とんでもない。

われわれにしても、とても時間的に無理。それでは断るのみ……ということになるが、NASA側を説得できるだけの何かが必要。しかも早急に。

その夜、対策を練った。まさに背水の陣、気持は決死隊だ。

翌朝。

シャトルの実験準備を担当するNASA側責任者マンシーから呼び出しがあった。ミミ・シャオ嬢が私をKSC本部へつれていくという。

ミミ・シャオ嬢は、背が高く、大きな黒い瞳、腰までたらした黒髪の中国系美人。松本零士の代表作『銀河鉄道九九九』で、主人公の星野鉄郎と旅する謎の美女メーテルをほうふつとさせるエキゾチックな容姿の女性。サリー嬢の上司で、第一回目リハーサルでは世話係を担当してくれたが、今回はその係をサリー嬢にゆずっていた。

基地内連絡用のその軽自動車バンは、まっ黄色で、背が高く、窓が大きい。ショートスカートのミミ嬢が運転すると、まるでアニメの世界。車の中、差しせまる緊張を和らげるように話しかけてくれた。

KSC本部までは一〇分ほど（図2・9A参照）。だだっ広い駐車場を控えた殺風景なビルが数個ならぶ中の一つが本部。エレベーターからいくつかの角を曲がりミミ嬢がドアをノックした頃には、心臓の鼓動は落ち着き、手書きした資料の順番を確かめるほどの余裕があった。

NASA側責任者マンシーは背が低く小太り。笑顔で握手をすますと、すぐに小さいテーブルに向かい合い本題に入った。

——今回、脳内感染が頻発したのは、輸送や水環境が違ったことによるストレスが鯉の抵抗性を弱めたこと、プールの水があまり良い状態になかったこと、ハンガーLの実験室換気口に手術台が近すぎたため手術創が汚染されたこと、が原因として考えられる。

――そこで、本番では、手術に使用する器具類の消毒をもっと厳密にやることはもちろん、手術後の抗生物質による治療をこれまでの一日間から二日間に、また、その後の養生期間をこれまでの一週間から二週間にすること、KSCプールの状態を最良の状態で維持すること、フロリダ・ウインターヘブンに設置した支援基地プールをもっと有効に利用すること、などの対応策をとる。

――これを実行するには、日本で本番用鯉準備の開始を早め、KSCでの準備期間を今回の一カ月間から一カ月半に延長する必要がある。よって、再度のリハーサルをやるには時間がとても足りない。今回の経験から見ても、これだけ準備に時間をとれば、脳内感染が起きるものは起きてしまい、元気なものだけが生き残るはず。匹数が不足した場合にそなえて、フロリダ支援プールから常時、鯉を補充できるようにする。

横で聞いていたミミ嬢が、

「ハンガーLにあるクリーンベンチ（空気フィルターを通したきれいな空気がいつも作業用ベンチを流れるようになっている装置）も手術に利用できるし……」

と援護してくれた。

ほんのしばらく考えて、

「ウン――よくわかった。成功を祈る」

とマンシーが握手を求めた。

難関突破！

ハンガーLへの帰り道、道路にそって長く延びる水路を指さして、

「ほら、あそこにワニが浮かんでるのが見える?」

目の前にスーッと伸び出た細い指が、すばらしくきれいに見えた。

夜、この日の感動をメモしようと日記を開いたとき、マンシーのOKがあまりにもあっさりだったことに気づいた。

(あっそうか! リハーサルをもう一度なんてあり得ないこと。それは、当然、NASDAからNASA上層部に話が通じているはず。——ということは、鯉の実験は本番で失敗するだろう——って判断された、ということか。ウーン——)

新たな辛苦、皮膚病との闘い

二つのプールは良好な状態にあった。本番までそのまま維持だ。フロリダ支援基地プールから鯉を補充し、プールには再び一〇匹ずつの鯉が入った。私たちが戻ってくるまでプールを専門に管理してくれるスタッフも決まった。

帰国後、早々にリハーサルの報告会があり、打ち上げ予定は九月一一日と通知があった。NASDAからは、これにそった本番のKSC作業日程を提出するように、NASAからは、リハーサルで発生した問題点と対応策について詳細な説明書を提出するように要請があり、一方では、KSCへ輸送する本番用の補充品をととのえ、並行して本番用の耳石摘出鯉の準備を開始。

多忙の中の耳石摘出手術は一日四匹が限界。いつもなら三匹は成功なのに、二匹がやっと。手術の失敗ではなく、鯉が弱ってしまうのである。

正常鯉と耳石摘出鯉それぞれ一五匹を、KSCと内藤宅のフロリダ支援基地プールで用意することにしていた。ついに休日をすべて返上して弥富へ出かけ、養魚場の一角を借りて手術をやる始末。手術した鯉は一〇〇匹を越えてしまった。

誤解のないように、そしてお世話になった弥富の皆さんの名誉のために一言（図2・11）。

梅雨期は、全国どこでもさかなは弱いのである。錦鯉は色や姿がきれいなだけに皮膚に病気が出ると目立つ。けっして、弥富で育った鯉が弱いわけではなく、錦鯉が弱いわけでもない。実際、秋から冬には全く問題は起きていなかった。

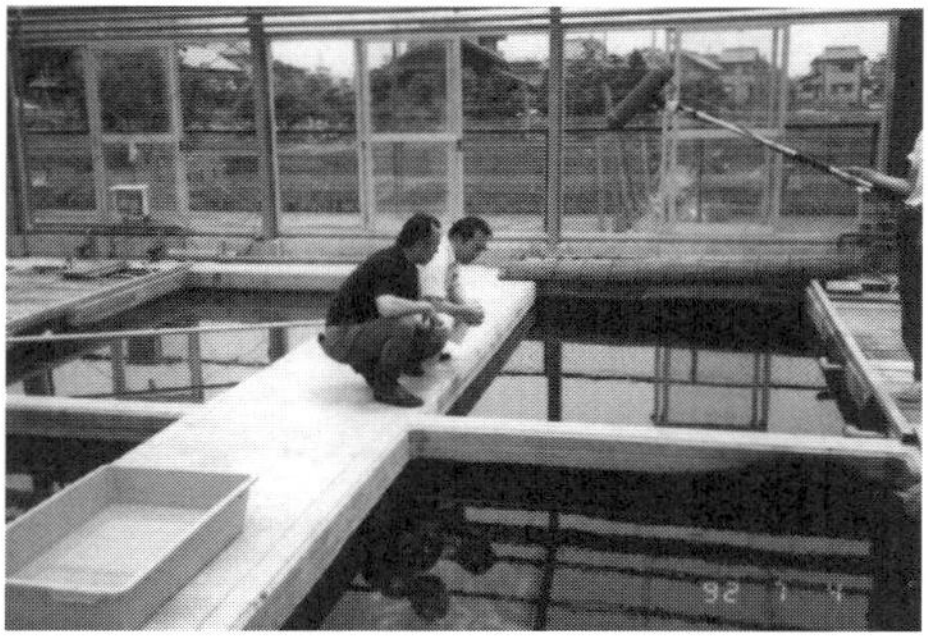

図2・11　宇宙実験鯉が育てられた弥富の養魚槽（三輪養魚場）．手前が三輪組合長、奥が筆者．

七月一〇日。時間は待ってくれない。

フロリダの内藤宅支援基地プールへ耳石摘出鯉、正常鯉それぞれ一五匹を発送。一週間後に元気なものだけをKSCプールへ移してもらうことにした。内藤宅では、寿工業から桑山、星の両名がすでに派遣され、鯉の受け入れ準備ができていた。

結局、KSCプールに移すことができた本番用の鯉は、耳石摘出鯉三匹、正常鯉八匹。

一週間後、今度はKSCにそれぞれ一五匹ずつを輸送。元気なものだけを残し、他は支援基地プールで養生。といった具合に、次々と情報が入っていた。

七月二九日。高林、高木、私の三名は、不安を抱きながら名古屋空港（現、県営名古屋空港）から成田空港、そしてオーランドからココアビーチへ。

ハンガーLでの最初の作業が、弱っている二匹の鯉の安楽死。すでに四匹が死亡しており、その他の鯉もつぎつぎと皮膚に白点ができる皮膚病になっていた。一〇リットルの個室容器に一匹ずつ隔離し、メチレンブルーと食塩で治療開始。

その日の午後、フロリダ大学水産学のモアランド教授とのテレコム会議（電話をつかって遠くの人が会議に参加する方式）が急きょ企画された。ハンガーLで動物をあつかう場合、実験グループに獣医が加わっている必要があり、鯉のグループには誰もいないので適当な方をお願いしてあった。それが、モアランド教授、サリー嬢の先生。

雑然としたハンガーLの会議室の中央に机と椅子をかき集め、一つの机に小さなスピーカーを置き、私たち三人とサリー嬢、フロリダ大学からの研修生が二人、NASDAのスタッフらが円陣を組み、まず私から状況説明だ。テレコム会議なんて初めての経験、しかも突然のこと。人間は追いつめられるとクソ度胸を発揮するものらしい。

プールに薬を入れて全部の魚を薬浴させる提案をまず却下。皮膚病は抑えることができても、元気な魚たちも弱ってしまうのでリスクが大きすぎる。結局、プールの水温を五度ほど上げて、魚を元気づけるという提案を試みることにしたのだが、結局、効果はなかった。

危機を救った〝ウキコン〟

皮膚病がおさまるのを待っている時間的余裕はもうなかった。なるべく白点のない鯉を選んで脳波電極と前置増幅器を頭部に取り付け、抗生物質と食塩で二日間養生した後、ラックにならべた専用の個室ケージに入れた（図２・12）。

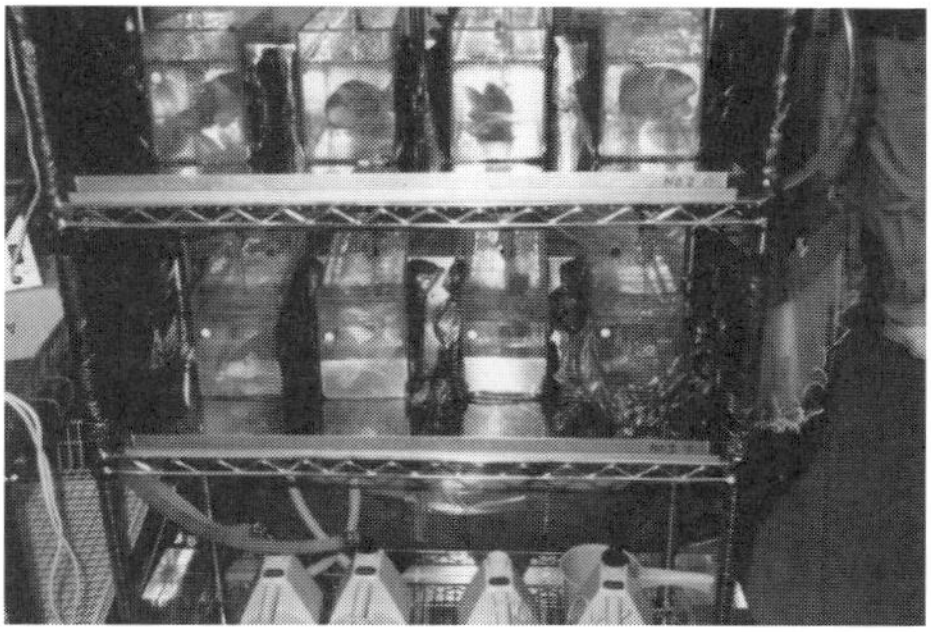

図２・12　ラックに並んだ個室容器．電極埋め込み手術を終えた鯉を狭い個室に馴らす．

手術した鯉には脳波導出用ケーブルがついており、プールに戻すとケーブルが絡んでしまう、スペースシャトルに搭載する鯉容器は一匹がかろうじて収まるサイズなので、あらかじめそのサイズに馴らしたい、また、手術した鯉の背光反応と小脳脳波の記録具合をときどきチェックする必要があり（図２・13）、そのためにも個室ケージに入っていた方がやりやすい、等々。個室ケージにはプール水を循環させる仕組みになっていた。

ところが、個室ケージに入れた鯉は、皮膚につやがなくなり、食欲が落ちてきた。

（ウーン、これでは二回目リハーサルの二の舞だ――万事休す、なのか。とにかく一度プールにもどして様子をみるよりしようがない。最終的に元気なものが二匹残ればよいのだから……）

〝ウキコン〟をプールに浮かべ、個室の鯉を移すことにした。

魚の品評会や池の魚を一時的に捕獲して観察する道具に〝浮き

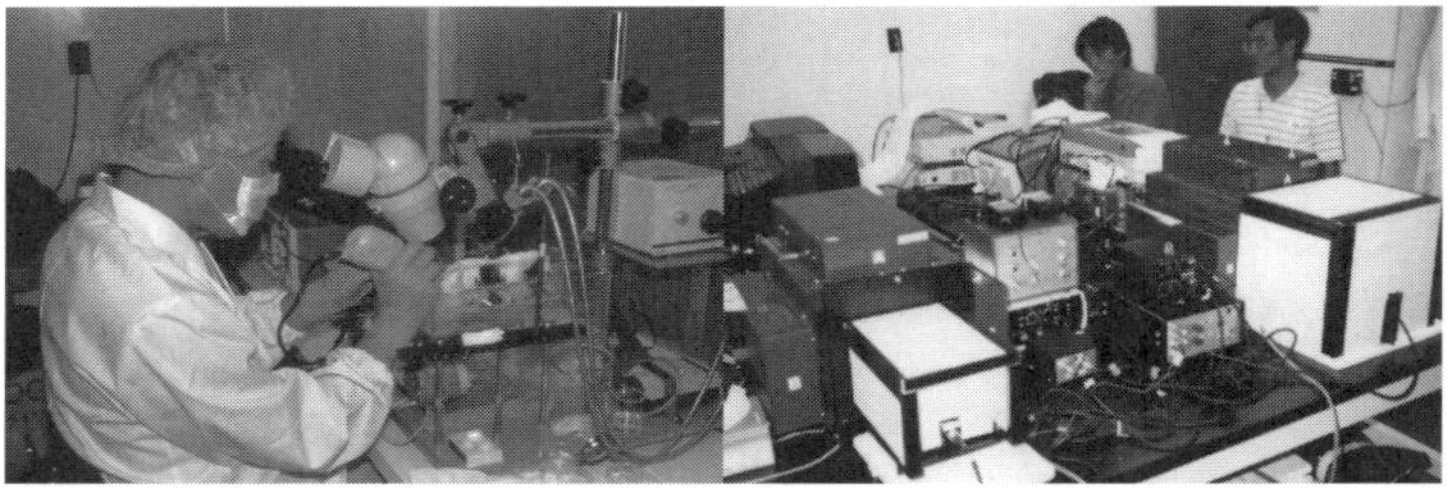

図2・13　左図：電極装着手術を行う高木、右図：鯉の背光反応と小脳脳波をチェックする高林（奥）と三菱重工からお手伝いに派遣された平田（手前）．個室容器に入った2匹の鯉が同時にテストされている．

コンテナー〟というものがあり、省略して〝ウキコン〟と呼ばれている。名のとおり、半分ほど水に浮かび、側面と底面が柵状になっているので、水は自由に出入りする。落とし蓋《ふた》があって魚が飛び出ないようにもできる。何かのときにつかえるだろうと、弥富養魚場の三輪組合長が一個を輸送品に入れてくれていた。

最初の幸運は、このウキコンがもたらしてくれた。ウキコンの鯉は元気をとり戻し始めたのである。

ウキコンを四つに区切ると、四匹の鯉がそれぞれ狭い個室に入る（図2・14）。脳波導出用ケーブル端の金属コネクターを、円盤状にカットした発泡スチロールで浮かせてやると、鯉は自由に泳ぎ回り、エサを良く食べるようになった。手術した鯉は、個室ケージとウキコンを往復させながら養生することにした。

（至急、ウキコン三個を送ってください！）

弥富の三輪組合長にお願いすると、私自身は、最後の宇宙実験模擬訓練のため、一〇日間、ハンツビルのマーシャル宇宙飛行センター（MSFC）へ移動。

ハンガーLが停電、そして鯉の大量死

明日はKSCに戻れるというその朝。マーシャル宇宙飛行センター（MSFC）の会議室に、関係者五〇名ばかり集まっていた。宇宙実験がどの程度の成功だったかを評価するための考え方をNASA側に説明する集まりだった。

「KSCから緊急連絡が入っています」と、NASDAのスタッフが電話へ急がせた。イヤーな予感。

三菱重工の高沖が沈んだ声で話しはじめた。三菱重工グループが、NASDAとの契約によってハンガーL作業を手助けしており、高沖はそのまとめ役。

「――ゆうべのことですが――大量の鯉が死にました――鯉のプールや個室ケージのラックの電源は非常用電源を使っていることはご存知の通りですが――その電源ブレーカーがとんでしまったようです。原因は今、調べてもらっていますが――どうもはっきりしません」

「何匹――死んだんですか」

「七匹です。みんな個室ケージにはいっていたものです。プールにいたものは助かりました」

「手術が終わった鯉、まだ手術してない鯉、どれだけ残ってますか」

「手術したもの九匹、手術してないもの一四匹残っています――すみません――」

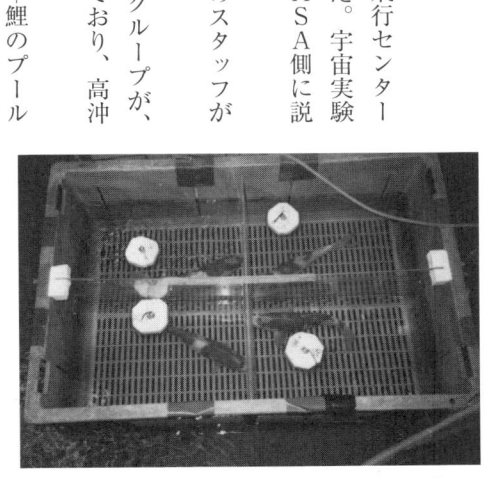

図2·14　手術後の養生を助けた“ウキコン”

「いーや、高沖さんの責任ではないのですから――それに、こんなときのために内藤さんのところに予備の鯉を置かせてもらっているんですから。たしか、手術期間に余裕をみてあったはずだから、なんとかなる……」

民間支援グループが準備した支援基地プールの面目躍如といったところ。民間支援グループの皆さんの熱い情熱が、不意に襲った難関を救ってくれることになったのである（図2・15）。

それにしても、なんのための非常用電源だったのだろう……と腹立ちを抑えきれない。

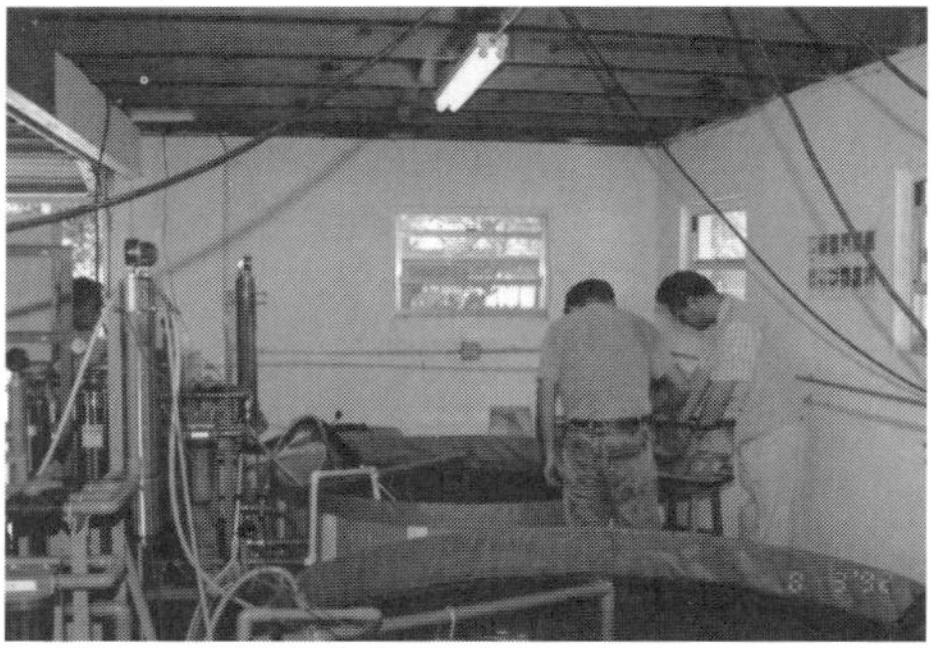

図2・15　鯉の大量死による危機を救った「民間支援基地プール」（フロリダ・ウィンターヘブンの内藤宅小屋に設置．背中が内藤氏、右が筆者）

集会に戻り、私の説明の番になった。

「今、入ってきた情報ですが、KSCで非常用電源のブレーカーがとんで、手術した鯉が大量に死んでしまいました。まったく失望しています……」

と始めてしまった。NASAをなじる感じとなり、なんともあと味の悪い発表になってしまった。

さて、報道には「マユにツバをつけて……」の典型例を一つ。

翌日、八月二二日のハンツビルからの帰り、高林、高木にオーランド空港で迎えてもらった車の中、大型ハリケーン接近中を知った。次の日の朝、ハンガーL職員は対策会議、私たちは個室ケージの鯉をすべてウキコンに移し、簡易濾過フィルターの水流ポンプ電源が切れた場合にそなえて酸素ボンベをプールの近くにセットして待機。

午後には、ハリケーンがコースをはずれたと通知があり、再び鯉をもとに戻して一日が終わった。

そして、次の日のこと。日本から次々と電話が入った。

「大型ハリケーンで鯉が大量に死んじゃったんだって——?」

「エエーッ! どうして?」

「だって、新聞に出てるよ!」

「ウッ——ソ——」

決め手は〝赤チンキ〟!

停電で大量に鯉が死んだので支援基地プールから補充された。手術の予備日として二日間をとっていたので、この件は無事に乗り越えられそうだったが、大量死の影響はハンガーLの職員にも及んだ。

KSCヘッドクォーターから、お達しがあったに違いない。

予定では、ハンガーL職員は打ち上げ一週間前から二四時間監視態勢に入ることになっていたが、鯉の大量死で、急きょ、二週間以上も早められてしまったのだ。職員の数はそれほど多くないので、一週間もするとみんな悲鳴をあげはじめ、三菱重工グループに助けを求めた。三菱重工グループにしても余裕がないので私たちに助けを求めるが、私たちだって、とてもそんな元気はない。

相談の結果、それぞれのグループが少しずつ譲歩することにした。私たちは、帰る前に全部の鯉をプールに戻す、そうすれば、停電になっても鯉が死亡する危険はかなり少ないはず。ハンガーL職員グループは、停電があればKSC警備員室へ信号が伝わる報知装置を工夫し、警備員がサリー嬢に連絡、サリー嬢は三菱重工グループに連絡し、ともにハンガーLへ駆けつけて復旧にあたる、というもの。

幸い、その後、停電は一度も起きなかった。

一方、鯉の白点は相変わらず発生していた。メチレンブルーと食塩の薬浴でこちらが良くなれば別の鯉に発生、それが治れば、今度は以前に治療した鯉が……、まさに、イタチごっこ、モグラたたきゲームだ。

そんなある日、一匹の鯉がヒレに傷をつけたので赤チンキをぬってやり、ついでに大小の白点にも塗り付けてプールに戻してやった。赤チンキは手術の創口を消毒するために用意していた。

翌日、さらにその次の日。赤チンキで染まっていた白点がしだいに小さくなっていった。

赤チンキが効いたのである！

メチレンブルーはすぐ食欲が落ちるので何回もつづけることはできないが、赤チンキは毎日でも大丈夫だ。軽く麻酔して丹念にぬってやった。新しく発生するものが少なくなってきた。鯉はみんな食欲旺盛になり、しだいに太ってきた。もう大丈夫だ。運命の女神に感謝。

九月一日。「打ち上げ予定日は九月一二日」と公式発表。

やることはやった——天命を待つのみ。鯉にエサを十分与え、赤チンキを塗りつづけるだけ。

九月四日。八匹と八匹にまで選抜していた候補を、さらに四匹と四匹にしぼり込む。一二日の打ち上げ濃厚との情報が流れる。エサと赤チンキ。

九月九日。午前中、この実験のテーマ提案者である御手洗を迎え、搭載用二匹とバックアップ鯉二匹を最終選定。バックアップ鯉は、緊急に積み替えが必要になったときの予備。この段階になると、脳波の記録状態、背光反応行動に甲乙つけがたく、結局、食欲と皮膚の状態から最終候補を選ぶ。

九月一〇日。打ち上げ二日前。

午前中に最後のエサやり、午後に搭載鯉二匹の引き渡し作業。鯉を軽く麻酔して体重測定、ついでに最後の赤チンキ——といっても、もう白点は痕跡だけなのに、気持ちがそうさせてしまうのだ。

シャトル搭載容器に封入された鯉を、NASDAスタッフが、急いで、出入りが厳しく制限された隣りの大部屋へ運ぶ。そこにはスペースラブに搭載されているものと同型の鯉実験ユニットが置かれていて、水温も保たれるので、そこに挿入すればもう安心。これらのユニットがそのままシャトル発射場まで運ばれるのだ。

午後四時。ロサンジェルスで用事をすませて駆けつけた豊橋技術科学大学の臼井が加わり、飛行前データを取る。飛行鯉の脳波データ解析は臼井の担当だ。二匹の鯉は快適そうだった。

夜八時。鯉はNASA側に引き渡されているはず。生物専用輸送車でシャトル発射場へ運ばれ、そこでユニットから魚容器が引き抜かれてスペースラブ内の実験ユニットにセットされるはず。

九月一一日。打ち上げ前日の早朝。再びハンツビルへ向かう私を、高林、高木がオーランド空港に見送り。

七日間から八日間の飛行へ

トラブル発生！

一九九二年九月一二日の朝。

ＭＳＦＣ・ＰＯＣＣ二階のサイエンス・オペレーション・エリア（ＳＯＡ）と呼ばれる大部屋（図2・16）。そこには、日米の研究者、実験装置を製作した企業スタッフ、実験をスムースに進めるために特別に訓練されたＮＡＳＤＡのスタッフ、装置類の点検をやるＮＡＳＡ職員ら、昼の一二時間を担当する四〇～五〇人が集まり始めていた。

ＫＳＣ時間の一〇時二三分。ＳＬ‐Ｊを搭載したスペースシャトル・エンデバー号は、ＮＡＳＡの連中が珍しいと話すほど予定通りの時間に打ち上がった。一人で眺める作業用一四インチモニターテレビには、音のないまま上昇するエンデバー号が映し出された。

（これが自分たちの実験を運んでいるシャトルだ！　毛利さんが乗っているんだぞ！　実験をやりにここに来ているんだ！　これは訓練じゃないんだぞ！）

日本では、一二日の夜一一時二三分。

（みんな見てくれているだろうか。共同研究者の皆さん、鯉を準備してくれた皆さん、鯉を飼う水を調べてくれた皆さん、テレビを通して鯉の実験を応援してくれた皆さん、それに、妻、息子たち、――やっと、この実験に〝けり〟がつけられる。みなさん、本当にありがとう）

まわりのざわめき、拍手で我に帰った。モニターは、ちょうど補助ロケットが切り離されたところ。モニターの向こうでみんな立ち上がり親指を突き出している。思わず私も親指を突き出して喜びに応じた。

飛行開始の四時間後、ヘッドホーンに、

（スペースラブの立ち上げに時間がかかり過ぎている。ライフサイエンスの実験、どれくらい延びてもよいか限界を教えて下さい。また、最悪の場合、どの実験を優先させるか順位をつけてください）。

初仕事だ。

実験の立ち上げ遅れの限界については、リハーサルでよく似たトラブルを調査したことがあり資料が残されていたが、最悪の場合、どの実験を優先させるかの順位づけについては、「もし、そのような事態になったときに……」、と逃げていた。実際、順位づけなんて至難のこと、どの研究者の実験を優先させるかなど、そう簡単に決められるものではない。

実は、そのような場合を想定して、日本を出発する前の集まりでかなり議論があったが、最終的には「ＰＯＣＣに入る幹事にまかせる」ということになっていた。ライフサイエンス実験の幹事役は、佐藤温重（当時、東京医科歯科大学教授）と私。「そのような事態」すなわち、どれかの実験をやめて、どれかの実験を生かすような事態なんて――考えたくもないこと。

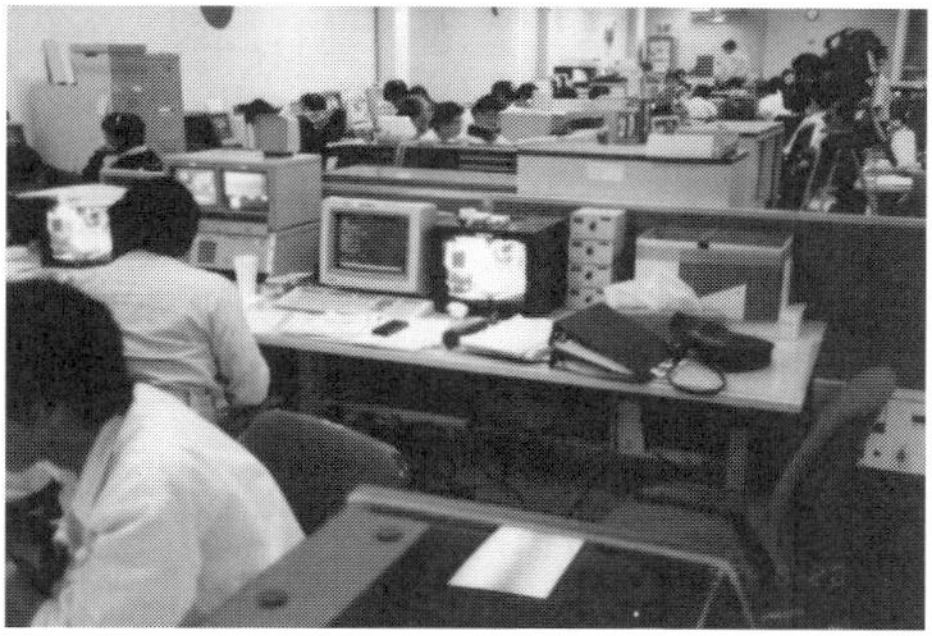

図２・16　マーシャル宇宙飛行センターの POCC・SOA（宇宙実験模擬訓練中）

ところが、「そのような事態」は材料実験の方で実際に起きてしまった。

飛行開始から五時間ほど過ぎた頃、いくつかの材料実験がセットされている第一〇番ラックの装置に水もれが発見されたのだ。当然、その装置を使う実験はできなくなる。材料実験運用グループの面々、および材料実験の研究者幹事の落ち込んだ表情には、声をかけづらいものがあった。

このトラブル発見の数分後、鯉の脳波がダウンリンクされてきた（ダウンリンクは、飛行中のシャトルから地上へ信号を降ろすこと）。

シャトルが打ち上がるときの振動はかなり強いので、脳波導出がダメになってしまうことを心配していたが、流れる記録紙にペンが忙しく描く波は、まさしく鯉の脳波だった。鯉が大きく動くと脳波ケーブルが動き、それが原因で脳波記録の基線が少し揺れる。地上では嫌われるこの基線の揺れが、実にたのもしく鯉の動きを伝えてくれていた。先ずは、第一関門をクリア――と、そのうれしさを周りに伝えたくても、それを押しとどめざるを得ない雰囲気が材料実験グループにはあった。

その翌日、「一時、スペースラブ内の水循環を止めるが、どの程度の時間なら許されるか至急返事を……」と依頼があり、あわてて調査。「一〇分間ならＯＫ」と返事。ミッション・スペシャリスト（ＭＳ）のマーク・リー宇宙飛行士が材料実験の装置水もれの修復を試みることになった。

やがて、

「ワーッ！」（パチパチ――）

突然の歓声と拍手が材料実験グループのコーナーからあがった。水もれが止まったようだ。ライフサイエンス実験グループの方もホッと一息。これで材料実験グループへも気軽に声をかけることができるというもの（図2・17）。

その夕方、

「ライフサイエンス実験について、シャトルの飛行が一日延びた場合、二日延びた場合、どんな問題が起きるか検討してください」

と要請があり、二日後、飛行を一日だけ延長して八日間にすると知らされた。鯉の実験を追加してもらえるのかと期待したが、要望は却下された。

鯉の映像が降りない！

鯉の宇宙実験計画書では、飛行中の午前と午後に各一回、約一〇分間のデータ取りのとき、鯉の映像を地上にダウンリンクすることになっていた。地上に映像を下ろすということは、鯉の映像を一般公開するということ、だれもが地上で見ることができるのだ。

ところが、打ち上げ五カ月前、KSCで全体リハーサル中、飛行実験統括科学者フレッド・レスリーから、「映像のダウンリンクは、どうしても必要か」と打診があり、その後、ハンツビルで飛行実験運用訓練中に、NASDAの実験主任を介して、「鯉の映像はダウンリンクしないことになった」と通知があった。理由の説明がないままに、である。

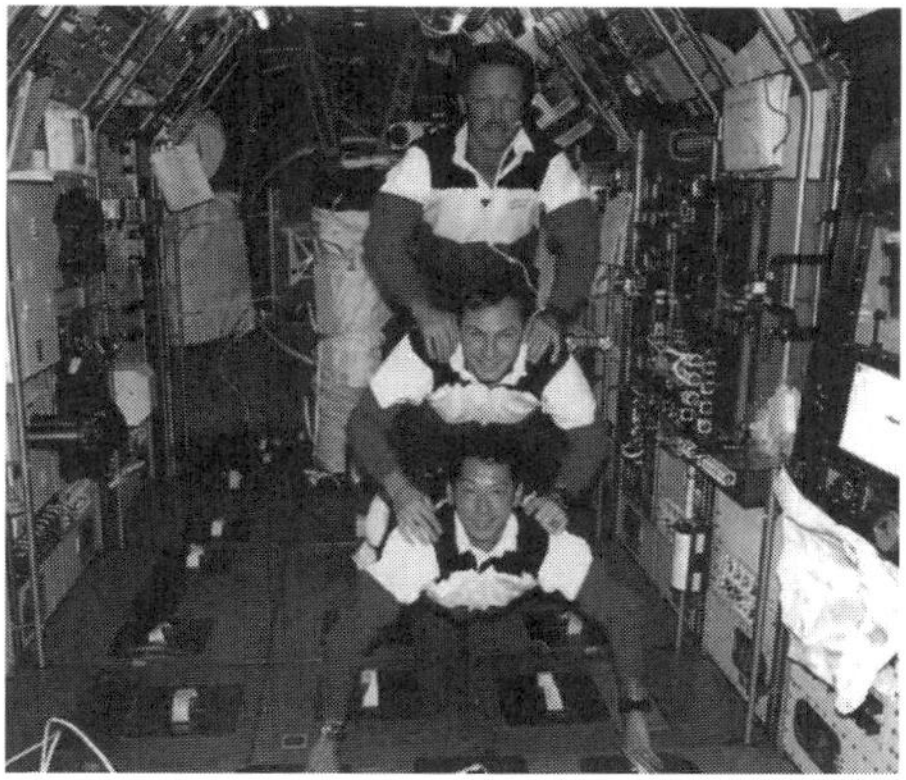

図2·17　スペースラブ-J憩いのひととき（NASA提供）．上から、ロバート·ギブソン（船長）、マーク·リー（MS）、毛利衛（PS）の各宇宙飛行士．

本来、ＮＡＳＡの宇宙実験のやり方の特徴は、代表研究者（ＰＩ）の意志を非常に尊重することにあり、事実、これまでは、関係する重要な問題点や変更点は、代表研究者会議（ＩＷＧ Investigators Working Group）で決められてきた。鯉の映像ダウンリンク中止には、この手順を踏むことができない事情、理由を説明できない事情があったに違いない。

実は、すでに、影のうわさを聞いていた。

その年の初頭に打ち上げられたスペースシャトルで、クラゲの行動を観察する実験があったのだが、その映像がダウンリンクされたところ、クラゲがみんな死んでおり、動物愛護団体や一般の人たちからずいぶん苦言が寄せられ、それでＮＡＳＡ上層部がかなり神経質になっているようだ……というものだ。

そして、飛行を開始して二日目の九月一三日のこと。

鯉の実験を担当したマーク・リー宇宙飛行士から、「正常鯉の背光反応がうまくいっていない」と報告が入った(それが正常鯉の無重力によるフリーズとわかるのは後のこと)。ビックリ仰天の私たちは、当然、鯉の映像ダウンリンクを要求。さらに、翌日になり、今度は、「耳石摘出鯉に、脳波ケーブルが巻きついていて、動けなくなっている」とマーク・リーから報告が入って、ジレンマは最高潮。

ＮＡＳＡライフサイエンス実験支援研究者のソーラ・ハルステッド女史、それに統括責任者フレッド・レスリーが裏交渉に奔走してくれた。

「それぞれの鯉に三〇秒だけ映像を降ろしてもらえそう……」、その夕方には「映像のダウンリンクは片方の鯉だけになるかも……」。

飛行四日目の九月一五日。鯉のケーブルは依然として巻き付いているようだが、映像は降りない。

ハルステッド女史、フレッド・レスリーらもイライラし始め、「NASAのヘッドクオーターへ要望書を出しましょう」。日本語の得意なNASA広報担当のソコロフスキーまでが、「日本語でいいから書きなさい。私が英語に訳すから……」と急がせた。

五日目の九月一六日。

日本から、多くの記者の方々が取材に来ていた。

――どうして鯉の映像が降りないのですか？

森　わかりません。

――やはり、動物愛護の問題ですか？

森　そうかもしれません。

――日本でも鯉の映像を見たがっていますよ。もっと強く要求できないのですか？

森　努力しているんですが……。

その一六日の午後。ハルステッド女史とフレッド・レスリーがやってきて、マークと直接話ができるように交渉したから、鯉の状態をマークから聞いて欲しい、という。すぐ頭の中をよぎったこと、（――もうこれまでだ。もう映像は降りない）。

後になり、KSCで待機していた高林、高木から話しを聞いてナゾが解けた。

「――突然に、NASAヘッドクオーターから人がやって来て、搭載する鯉を選抜するときに撮ったビデオテープを再生してくれというので、何だろうと変に思ったんだけど……」

NASAヘッドクオーターでも、鯉の映像ダウンリンクの強い要望を許可するかどうか悩んでいたのだ。

鯉の頭にはプリアンプが載せられ、歯科用セメントで固定されている。映像をダウンリンクするということは、一般家庭のテレビに映るということ。ＮＡＳＡとしては、どんな具合に見えるのか確かめる必要があったのだ。そして結論が〝ＮＯ！〟だったのである。私たちには問題とは思えない映像でも、一部の人たちには不快と見えてしまうのだろう。国際的に通用するセンスの難しさをつくづく感じた。

ＫＳＣかドライデンか

九月二〇日。今朝七時半にはシャトル・エンデバー号がＫＳＣに帰還するという。ハンツビルでは一時間前、朝六時半のこと。

目覚ましに起こされ、あわててテレビをつけた。シャトルの飛行中は、番組「ＮＡＳＡセレクト」が二四時間放映されており、シャトルの現在位置やヒューストン地上管制室の様子が映し出されている。地球周回軌道上に点滅するシャトル位置が、フロリダ上空なのに降りてくる気配がない。ボーとしている頭に不安を感じながらジーとテレビに見入っていると、

「――ＫＳＣの天候の状態が不安定なため、一周遅らせて様子をみています――」。

シャトルが地球を一周するのに約九〇分。ＫＳＣ待機組は困っているはず、イライラして待っているはずである。

シャトルがＫＳＣに降りない時は、カリフォルニアのドライデン基地に降りることになっており、生き物を搭載している実験が大変なのだ。研究者たちはすぐに、ＮＡＳＡがチャーターしたジェット機で生物

試料を受取りに飛ぶことになっていた。いくつかの実験では、シャトルから試料を受け取りしだい、そのチャーター機でKSCに飛び帰り、飛行後のテストやら生き物の処理やらてんてこ舞いとなるはず。

鯉の実験では、高林・高木組がテスト装置をたずさえてドライデンへ出向き、そこで四日間の飛行後テストをやることになっていた。ドライデン基地は砂漠の中、町から遠く、だれもが行きたがらない場所なのだ。

——時間待ちは長く感じる。

ハンツビルのこの季節は、晴れると朝モヤが垂れ込める。日本の春さきのような柔らかい日射しが、部屋いっぱいに入り込んでいた。

やがて、NASAセレクト・チャンネルの音声が緊張した抑揚に変わり、エンデバー号の大気圏突入を報じた。

すぐに、シャトルを迎えにいったジェット機から写された映像が画面いっぱいに映し出され、主翼がつくる雲が見えて、大きく旋回するシャトルの腹が見えた。音声のない映像だ。カメラが、ジェット機から滑走路のスタンドに切り替わると、一直線に突き進んでくるシャトルが映り、車輪が煙をだして着地、パラシュートが開き、そして停止、ほんの一瞬の出来事。報道官がひと言、

「着地は、KSC時間八時五三分です」。

九時にはハンツビル空港、そして午後にはオーランド空港……（高林さん、高木さんは、どんな顔をして出迎えてくれるかな？ ドライデンに行けなくって残念だった、と言うかな？）——荷物をトランクに詰め込みながら、気持ちの余裕を楽しんでいた。

底に沈みつづける鯉

ＫＳＣに帰還した二匹の鯉は、打ち上げ前に使われた地上用ユニットに再び収納されていた。帰還後の四日間、飛行中と同じように午前と午後に一〇分間のデータ取りがある。鯉密閉容器の前面に、背光反応をビデオ記録するための丸窓があり、ふだんは閉じられている。

――その丸窓を通してジーッと見つめ合った（図２・18）。

感慨無量。ときどきクルッと動かす目がなんともかわいい。声にならない声をかけてしまった。

（よく無事で帰ってくれたね。ご苦労さん！）

鯉は二匹とも、呼吸は安定しており、皮膚につやもあってきれい。さて、脳波用ケーブルは？

耳石摘出鯉の脳波用ケーブルが、よじれのため二つに折れ曲がって短くなっていて、そのために鯉はほとんど動けない状態にあった。納得である。それは、マーク・リー宇宙飛行士との直接交信で思い描いた鯉の状態だった。この鯉は、結局、一〇日間、ほぼ半固定状態にあったことになる。正常鯉のケーブルに、よじれはなかった。

その鯉たち。

静かに容器の底に沈んだままである。ちっとも動こうとしないのだ。

「あーそうか、体が重いんだ！」

考えてみれば、あたりまえのことなのだが、目の前に眺めて初めて気づくのだ。

魚の骨や筋肉の比重は水より大きいので死ぬと水の底に沈む。生きている鯉は、浮き袋の空気量を調節したり、泳ぐことによって浮力を作り出している。無重力下では、重さがないので比重は関係なくなり、浮き袋による浮力調節はできなくなる。その状態が長時間つづけば、浮力を調節する能力自体が不必要なものとして衰えはじめるにちがいない。そんなときに地上に帰ってくれば、今度は浮き上がるのが大変なのだ。魚だって、体が重く感じるにちがいない。

鯉が容器の底にへばりついていると、データ取りが困る。横からの光照射に切り替わっても鯉は傾いてくれないのだ。床や壁にからだが接していると背光反応は起きにくくなってしまう。

宇宙の無重力に順応した鯉が地上に帰れば、今度は地上の重力に再順応することになるのだから、やはり一時的に感覚混乱が生じるはず、という私たちの実験仮説から、背光反応にも再度、乱れと回復の過程が見られるはずだと期待したのだが……。

結局、帰還後の感覚混乱は確かめることができなかった。耳石摘出鯉のケーブルはよじれたままであり、正常鯉も、ほとんどの時間を容器の底に沈んだままだった。

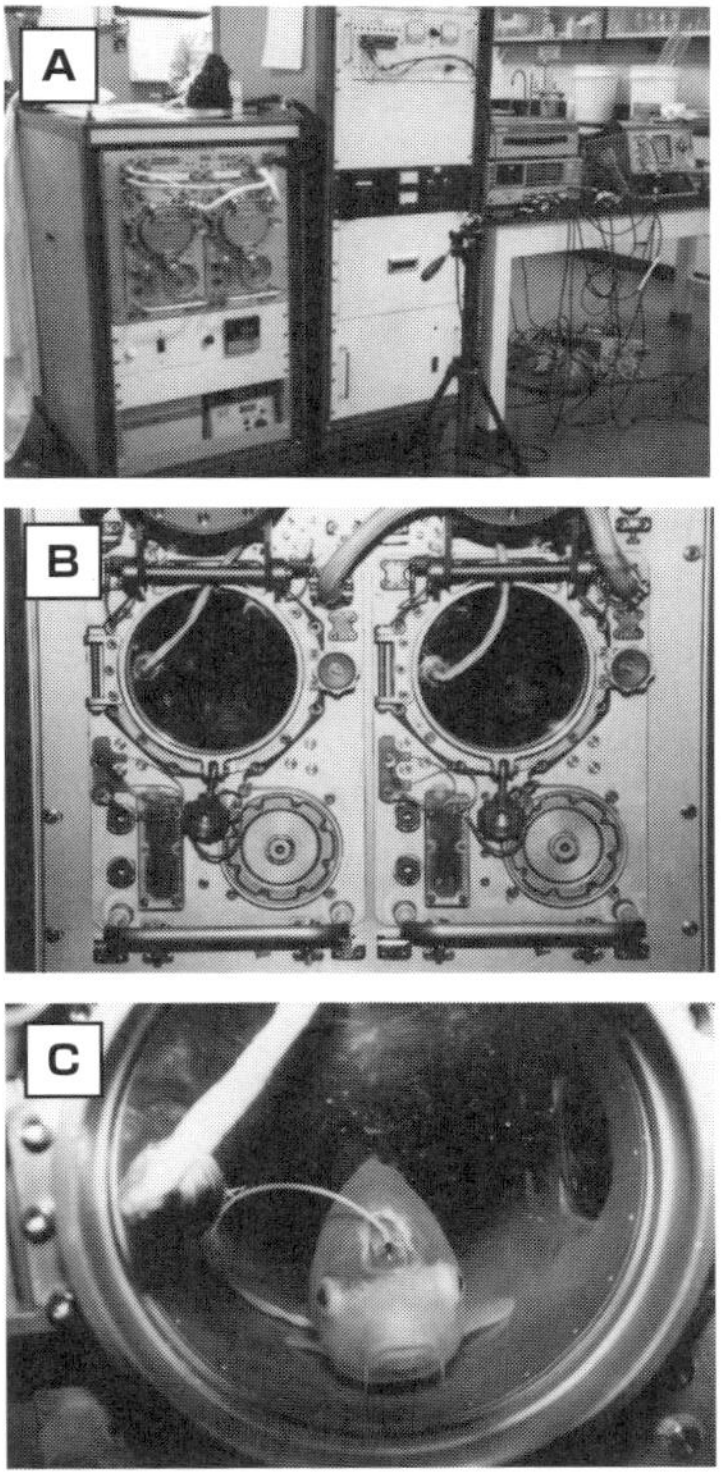

図2・18　帰還後、フライト後テストユニット（A）に納められた搭載鯉容器（B）と宇宙鯉（C）

それにしても、実験と

いうものはやってみなければわからないもの、思いもよらぬことが起きていた。

予想外の体重減少とアンモニア排泄

打ち上げの二日前に容器に閉じ込められ、宇宙を八日間飛行した二匹の鯉は、帰還後も四日間、一日二回の飛行後テストを受けてやっと開放された。鯉は、二週間にわたり密閉されていたことになる。二匹の鯉は、二週間にわたりズーッとエサをもらえなかったので、当然、体重は減少していた。地上で、この季節に二週間、エサなしで水槽に飼われても、体重の減少はせいぜい五%ほどだ。ところが、宇宙鯉の体重減少は、二匹とも一〇%を越えていた。予想外だった。

帰還してからの鯉は、容器の底に沈んでいる時間が多く、ほとんど動いていなかったのだから、この体重減少は飛行中に進行したことになる。

無重力下で長く滞在すると、宇宙飛行士たちの抗重力筋（重力に抗して体を支えるために使われる筋）がしだいに萎縮することが知られている。長期入院でベッドに横たわる患者の場合も、重力に抗して筋を使うことがないので、下肢や背骨を支える筋に廃用性萎縮が進行する。鯉の筋にも廃用性萎縮がおきたのだろうか。

また、ふだん経験することのない無重力環境は大きなストレスだ。ストレスは副腎皮質ホルモンを分泌させる。副腎皮質ホルモンの働きの一つに、筋蛋白質分解促進がある。筋の蛋白分解の促進は窒素成分の排泄促進となる。魚でもそのようなことが起きていた可能性がある。

そしてもう一つ。それは、後に飛行中のビデオテープを再生していて、（アッ、そうか）と初めて気づいたのだが、無重力下で運動量が増えていた可能性がある。

鯉容器の水は、ゆっくり前から後に流れている。容器は体長三〇センチの鯉がやっと入れる程度に狭く、鯉が浮き上がると、その水流に向かって軽く泳ぎながら自分の位置を保つ。重力が作用している地上では、腹やヒレをときどき壁や床に接触させて休むが、無重力下では、いつも浮いたままとなってしまう。当然、運動量が増すことになる。もっとも、飛行中の鯉は、頭から伸びるケーブルがうまい具合に体をつなぎ留める形になって、ときどき休んでいたのではあるが……。

さて、体重減少を促進させた本当の原因が何だったかはわからないが、予想以上の体重減少は、予想以上に老廃物を増加させたようだ。

二匹用の鯉装置はそれぞれ別個に運転できるようになっており、もし片方が死んだときには、腐敗防止液を注入してそちら側の装置だけ運転を止めるようになっていた。二週間の封入から鯉を開放した後に、それぞれの鯉が入っていた容器の水を、プールを管理してもらっていたときと同じ方法で分析してもらった。

その値を見てびっくり。

両方の鯉容器ともに、亜硝酸塩が測定キットでは測れないほど高く（五〇ＰＰＭ以上）、硝酸塩も予想以上に高くなっていた。

魚が排泄するアンモニアは、硝化バクテリアにより亜硝酸塩になり、さらに硝酸塩に変化するが、飛行中の鯉は予想以上にアンモニアを排泄したようで、容器内の水はまだ亜硝酸塩から硝酸塩に移行する段階にあったことがわかる（コラム13参照 p.101）。

当然のことだが、宇宙実験用装置の詳細設計の段階で、搭載用と同じ規格の装置に鯉を封入し、飛行期間に合わせた模擬実験が実施された。二週間のシミュレーションによる水質変化はわずかで、宇宙飛行により問題は起きないだろうと考えていた。まったく実験というものは、予想外のことが起きるものである。亜硝酸塩もアンモニアとともに魚には有害なので、鯉の開放が、もう数日遅れたら、鯉は容器の中で死んでいたかもしれない。ここでも幸運の女神は私たちに味方してくれた。

開放された二匹の宇宙鯉は、その栄誉を讃えられることもなく麻酔処理された。大量の麻酔薬筋注による安楽死だ。脳波電極の位置が予定通りの位置にあったかどうか調べる必要があった。頭部を切断してフォルマリンに浸し日本に送る事になっていた。宇宙鯉の筋組織を調べたい研究者があり、切りきざんで持ち去った。残った組織の物質組成を調べたいという希望があり、冷凍保存された。

ある少女からの手紙

第一回目リハーサルのみじめな結果に耐えながら、鯉と水の調達対応策に取り組んでいたある日のこと。可愛らしい花模様の便せんに、きれいな肉筆の英文で書かれた手紙をいただいた。差出人住所は広島市となっていた。

拝啓　最近、ジャパン・タイムスに、

『コイで宇宙実験―名古屋の科学者が宇宙酔いの原因を探る!』

という記事が載っており、先生のお仕事のことを読みました。すばらしい研究と思います。世界に貢献するお仕事だと思います。

先生はとても熱心で聡明な科学者のようにお見受けします。

私は鯉もとても立派だと思います。先生は、これらの鯉は長く生きたいと望んでおり、貴重な情報を提供したあとは特別の生活を望んでいると思われませんか。

これらのかわいそうな、一生懸命はたらいた鯉たちを、どうしても殺してしまうのでしょうか。「電極の位置が正しかったかどうかを調べる」必要があるにしても、何か別の方法がないのでしょうか。〝ヒト〟では、体の内部を調べるのにX線がよく使われますが、鯉の場合もX線ですませるわけにはいかないのでしょうか。X線撮影が終わったあと、特別の水槽や池に入れてやれば、みんなも見ることができるし、森博士自身の名声がもっと高まることになるでしょう。

いずれにしても、要点は、これら一生懸命に働いてくれた鯉をどうか殺さないでほしいということです。そして、彼らの脳を調べる別の方法を見つけて下さい。

ご考慮いただけますこと期待しております。

敬具

E・J・リンスキー

一九九〇年一一月四日

拝復　お手紙ありがとう。私たちの宇宙鯉実験に興味をもっていただいたこと、うれしく思います。

来年、二匹の鯉を宇宙へ送ります（注記、このすぐ後、打ち上げが一年延期になった）。二匹の鯉は宇宙酔いの成因について、いろいろなことを教えてくれるでしょう。

これらの鯉は実験のあとも長く生かすべきだ、とのご意見にはまったく同感です。彼らが特別だからという理由だけでなく、彼らはとても可愛らしく、私たちにとって、すばらしい仲間でもあるからです。

この計画の当初から、私を含めスタッフ全員が、鯉を殺さずに電極の位置を知る方法がないものかと探してきました。もちろん、軟X線を使う方法もやってみましたが、脳の輪郭がどうもはっきり出ませんでした。頭部に取り付けた小型前置増幅器が自然にはずれるまで水槽で何カ月も飼っておくことも考えました。しかし、ほとんどが脳に炎症が発生して死んでしまいます。結局、今では、致死量の麻酔薬を使って彼らに尊厳死を与えてやるのが最良と考えるようになりました。

実際には、打ち上げの一カ月ほど前に、三〇匹の鯉を日本からケネディ・スペースセンターへ送り、脳波電極と前置増幅器の取りつけ手術をやり、その中から最終的に二匹の鯉を選び、打ち上げます。残された鯉も同じような運命です。私たちに出来ることといえば、できるだけ手術を上手にやって、傷つけない鯉をできるだけ多く残すことです。

私自身、科学者の一人として、ときどき、ヒューマニティと科学性追求について心のうちで葛藤が生じます。特に、生物学や医学の研究では、ときどき、私たちの実験のように、科学的実証のために動物を殺す必要に迫られることがあります。さもないと誤った結論が導かれる可能性があるからです。しかしながら、一方、結論がもし間違っていても、いつか誰かが真実を見いだしてくれるだろう、というのも真実だろうと思われ、それなら動物を殺さなくてもよいのではないか……この考え方は東洋的思想にもつながるのですが、西洋的科学では受け入れてもらえません。残念ながら、今日の科学は西洋的科学が基礎となっています。

私は、動物を殺すときには、いつも次のように言葉をかけてやることにしています。

〈どうもありがとう。次に生まれ変わるときは幸せに……〉

どうか私と一緒に、このような動物たちに祈ってやってください。

私たちの実験ついて、あるいは直接に関係がなくっても、なんでもご意見をください。大歓迎です。

敬具

鯉の宇宙実験・代表研究者　森　滋夫

一九九〇年一一月七日

宇宙鯉の感覚混乱を測る

背光反応の計測―平行四辺形の活用―

一九九三年の一月、シャトルが持ち帰った鯉の映像テープおよびＮＡＳＡ地上基地で収録された鯉の小脳脳波が、ＮＡＳＤＡ経由で、名古屋大学環境医学研究所に送られてきた。

再生画面を見たとたんに、思わず「あー、そうだった」と声が出てしまった。映し出された鯉の顔が、画面いっぱいに上下反転していたのだ。

そう、すっかり忘れていたのである。

シャトルに搭載されたビデオカメラは、鯉実験専用ではなく、他の実験にも使われたので、鯉の実験の順番になると、そのつど、カメラを鯉容器の前窓にセットし、遮光用のフードを取り付け、焦点を合わせなおす必要があった。

鯉の宇宙実験装置は、スペースラブ・ラックの床に近い方に組み込まれていたので、宇宙飛行士からの要望で、ビデオカメラを上下逆にセットすることになっていた。無重力下では、膝を折っての作業はむずかしく、むしろ倒立した方がやりやすい。

コンピュータ技術の進んだ現在では、再生された映像を上下左右反転させるなんて得意中の得意。しかし、一九九三年の当時、私たちにはまだ手のとどかぬ夢だった。倒立した鯉の顔ではなんとも落ちつかない。そこで、エイヤーとばかりにモニターテレビの方を上下逆にすることにした。

さて、覚悟していたとはいえ、この映像から背光反応をどのように計測したらよいものか――。一回のデータ取りが片方の鯉で一〇分間、それが飛行中だけでも一二回だから、合計一二〇分。秒にすると七、二〇〇秒。二秒毎に鯉の傾きを計測したとしても三、六〇〇回。しかも、計測したい画面をモニターテレビに引っ張りだし、計測を終えたら、二秒後の画面へテープを――、これが大変めんどうな作業だ。考えただけで落ち込んでしまった。

次の日も、その次の日も、とても計測作業を始める気持ちにならない。何かうまい方法がないものか、

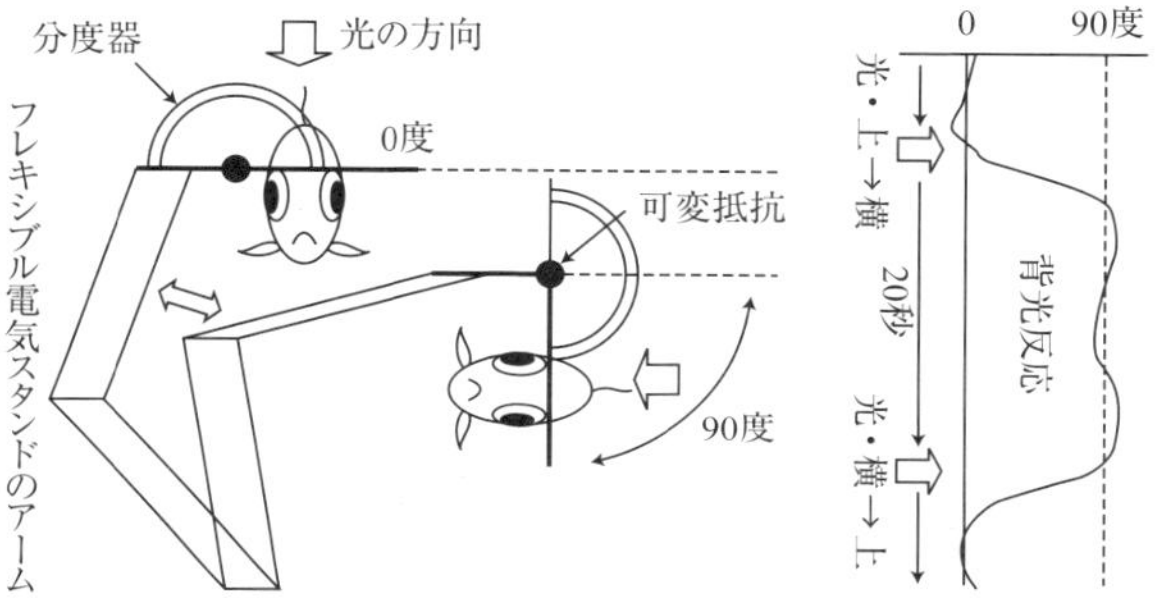

図２・19　電気スタンドの可動式アームを利用した背光反応の計測

と考える日々が続いた。

そして一〇日ほど過ぎたある日の夕方、机の電気スタンドのライトを点灯したとき、フッとひらめいた。ウン、これだ！

その電気スタンドは、上下左右に自在に動くのに、傘はどこにあってもいつも同じ向きで変わることがない。それを可能にしているアームは、二段組みの細長い平行四辺形。それぞれの平行四辺形にはスプリングが付いていて、傘を動かしてもその場所にとどまるのだ。

アイデアはこうである。

傘の代わりに円筒状の可変抵抗（軸を回転させると連続的に電気抵抗の大きさが変わるタイプの電子部品）を取り付けてやれば、鯉の傾きを抵抗の変化に変換できるというもの（図２・19）。

抵抗の変化は容易に電圧変化に変換できる。ホイトストン・ブリッジ回路と呼ばれる電気回路を使うのだ。ハンダごてをあつかったことがあれば小学生でも組みたてることができる簡単な電気回路。電圧変化になってしまえば、あとは角度の一度が何ミリボルトになるか較正してやればよい。

ものごと、ひとたびうまく進み始めると次々とうまくいくものである。

傘が取り付けられていた円柱棒の太さが、偶然にも可変抵抗の回転軸の太さと同じ。これらを連結する小道具作りなんてお手のもの。可変抵抗の底面に半円状の大きく透明な分度器を張りつけて角度の較正に使い、その分度器の直線部を鯉の傾き計測に使えばよい。

ビデオを再生しながら鯉の両目や体軸に分度器の直線部分を合わせてみると、透明であることがまことに調子よい。ところが、鯉の動きが意外に速く、とても分度器が追いつかない。それなら再生のスピードを遅くしてやればよい。幸いなことに、データレコーダーの再生速度は二分の一に落とせるすぐれもの——といった具合である。

一回一〇分のデータが二〇分余りで計測終了、数日ですべてが終わった。背光反応の計測では、細かい数値を読み取っても意味がなく、反応のパターンさえわかればよかったので、このような計測手技で十分だったのである。

今でも、照明器具を陳列している店先を通ると、目が、平行四辺形を重ねた形式の電気スタンドを探してしまう。

OG下正常鯉の背光反応

オリジナルテープは大切に保管、計測にはコピーしたテープを使った。コピーテープを作りはじめて、まず気づいたこと。

（あれ？ 動きが鈍いなあ。呼吸の様子からすると快適そうに見えるが……、それにしても光に反応しているようには見えないけど……）

鯉がリラックスして快適なときは、体をほとんど動かさず息を止める。一〇秒間ほど息をとめ、二、三回、口をパクパクやり、また息を止める。まるで睡眠時無呼吸症候群。モニターテレビの鯉は、まさにそんな様子で、無重力状態を楽しむがごとくにプカプカ浮いているのだ。

(脳波導出用ケーブルが鯉の頭を固定して動けなくしているのだろうか……もしそうなら、この実験は大失敗だぞ)

ところが、三日目ぐらいになると、あきらかに光に反応を始めた。

(ひょっとして、感覚混乱からの回復——⁉)

図2・20が背光反応計測の結果である。A、Bは正常鯉、Cが耳石摘出鯉。図の見かたは計測方法の図2・19の通り。

一回のテストで光の方向が一五回変わるのであるが、最後の一五回目の終了と同時に照度が六〇〇ルックスから一〇ルックスと薄暗くなってしまうため、そこのところの背光反応が描けない。図では一四本の背光反応曲線が重ねられている。それぞれの反応曲線の下にはテストの順番と飛行開始からの時間が、上にはそのテスト時の脳波導出用ケーブルの状態が描かれている。

まず、正常鯉で何が起きたか図から読み取ってみよう。

ハンガーLで行った打ち上げ前テストの結果を省略している。実際には、胸ヒレが壁に触れていたため、背光反応がほとんどなかった。

打ち上げ後の最初のテスト(A①)は、二二時間目に実施された。鯉は、力が抜けたようにただフラフラただよっていたのであるが、カーブに描くとこのようになっていた。全体に負の傾斜にかたよっているのは、脳波導出用ケーブルがそうさせているのだ。それに逆らうことができないくらいに背光反応が弱いのだ。

二回目のテスト（図A②）は二八時間目（一日と四時間後）。少しは反応しているように見えるが、まだ反応する力が弱く不十分で、脳波導出用ケーブルの塑性《そ》（自分の形を保とうとする性質）に勝って反応することができない。

図A②で、鯉が、光を背に受けたり腹に受けたりしている様子が見える。それは放物線飛行実験ですでに見られていたことなのだが、魚の背光反応は、本来、両目に入る光量を等しくする反応なのだ。地上では重力があるので背光反応となっており背腹反応とならないだけのこと。

四八時間後（A③）では、かなりよく動いているが、まったくの混乱だ。光に反応しているようでもあり，反応していないようでもあり、不安定で、一回転してしまうことさえある。口をパクパクさせ、落ち着きがない。それはあたかも、（どうなってんだよー――この気分の悪さはなんだよー。いまにも吐きそうだ――なんとかしてくれー――）と、もがきながら訴えているようだ。鯉も宇宙酔いに悩まされていたにちがいない。

ところが、三日目（B⑤、B⑦）になると、様相は一変する。動きは落ちつき、明らかに光に反応するようになっている。しかし、反応の速さはまだ全体にゆっくり。ケーブルがよじれて数回巻いていることから、A③のもがき状態はかなり持続したことがわかる。

四日目（B⑧、B⑨）になると、体の動きは力強くなり、背光反応の傾斜速度も速くなっている。それ以降のテスト（図は省略）では、反応にそれ以上の変化がないので、背光反応としては四日目でほぼ完成したと考えてよさそうだ。光に腹を向けようとする反応も相変わらずときどき見られていた。

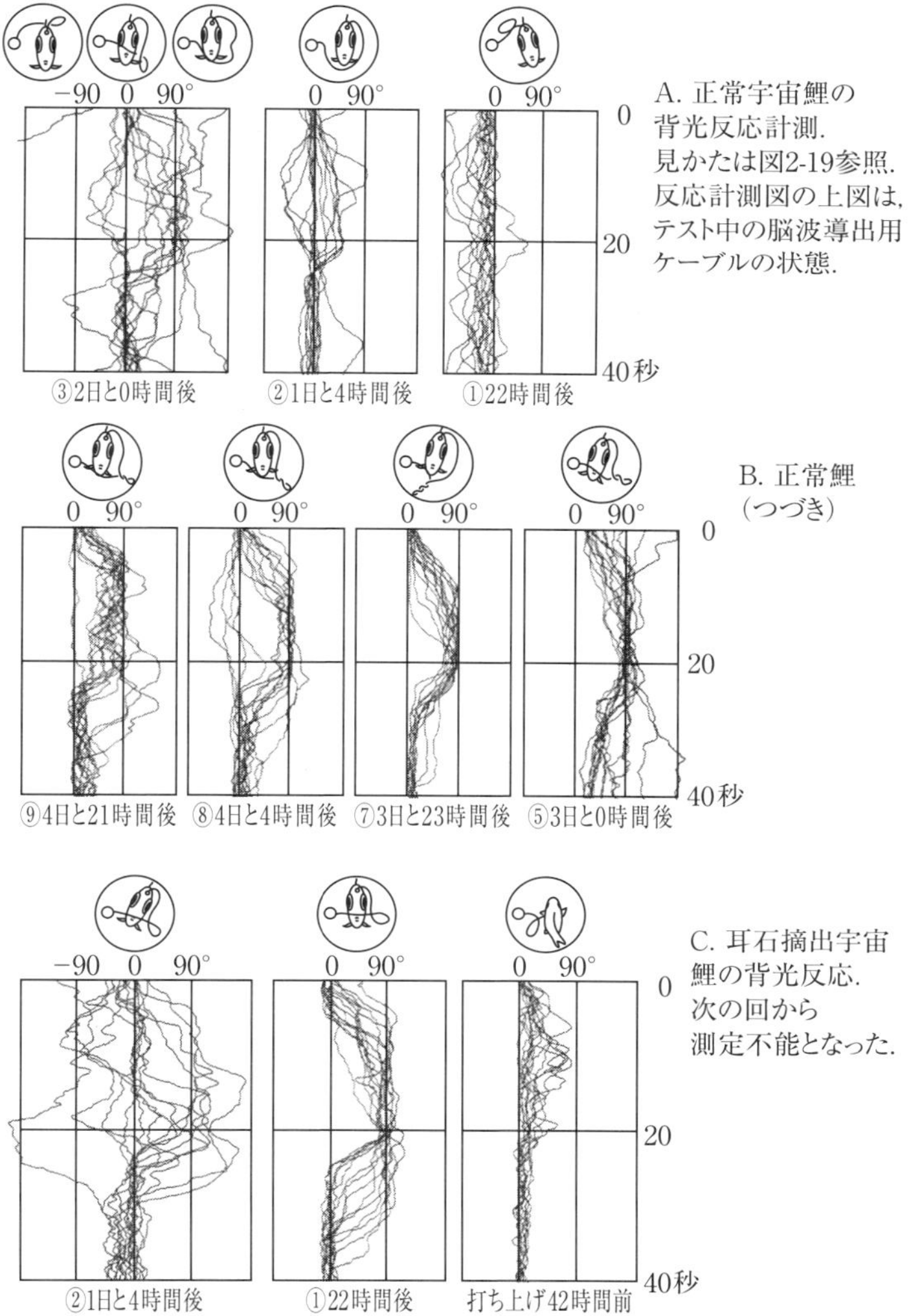

図２・20　宇宙鯉背光反応の経時的変化（Mori *et al.* 1996）.
見かたは図２・19 参照．丸に数字は飛行中テストの順番（図２・21、
図２・22 にも共通）.

背光反応の傾斜速度に注目してみると、三日目で一〇度／秒だったものが、四日目から二五度／秒と速くなった。このように速い傾斜速度は、放物線飛行実験でも、また耳石を取り除いた鯉でも見られたものだ。正常鯉が地上で示す背光反応の速さはほぼ五度／秒だから、それに比べずいぶんと速い傾斜速度だ。なぜ背光反応の速度が無重力下で速く地上では遅いのか、ちょっと不思議。あるいは、無重力下では視覚だけで姿勢を制御すればよいが、地上ではそれに重力情報が加わって制御が複雑になるのかもしれない。傾斜の具合を時々刻々チェックしながら反応が進むので、より時間がかかるのだと考えるわけだ。

耳石摘出鯉も〝宇宙酔い〟!?

私たちの計画では、正常鯉が実験鯉、耳石摘出した鯉はその対照鯉と考えた。つまり、飛行中、耳石摘出鯉は、いつも光に背を向ける典型的な背光反応を示すだろうと考えていた。実際、内耳の病気で前庭器官が働かなくなったり、メニエール病治療のために内耳を働かなくした人では、動揺酔いは起きなくなることが知られているからだ。

ところが、実験はやってみなければわからないもの——耳石摘出鯉の結果は、予想と異なるものだった。耳石摘出鯉は脳波用ケーブルがからだに巻き付いてしまい、背光反応を観察できなくなったのであるが、幸いなことに、最初二回のテストは助かっていた。図2・20のCがその結果だ。

打ち上げ後二二時間目の飛行最初のテスト（C①）では、光の照射方向が変わってから反応開始までの時間は一定しないが、背光反応はちゃんとできている。正常鯉が、初回目テストでほとんど反応できていないのとは大違いだ。それは、私たちが実験仮説として予想した通りの結果だった。

問題は、C②。光に反応はしているようだが、はなはだ不安定で、その状態は正常鯉の三回目テストの結果（A③）に近いもの。どうやら、耳石摘出鯉も感覚混乱をひき起こしてしまったようである。

「あっ、そうだった！　魚の重力センサーは耳石器官だけじゃないんだ」

実は、地上で、耳石を摘出した鯉の背光反応を長期間観察すると、最初は確かに、横からの光照射で九〇度傾斜するが、数日後からしだいに傾斜角度が小さくなり、三カ月もすると正常な魚と違いがなくなってしまう。

図2・20Cの『打ち上げ四二時間前』は、まさにそのような回復の途中で計測されたもの。この鯉の耳石摘出は七月下旬、打ち上げが九月一二日だから、耳石摘出から一カ月半ほど時間がたっていたことになる。とても光の方向だけで姿勢を決めているとは言えない曲線である。

耳石摘出鯉では、何が重力を検出するようになるのかわかっていない。

「側線器にシビレ薬（キシロカイン）を塗布しても背光反応には影響しないようだけど、浮き袋にバリウムを注入すると背光反応に少し影響していそう……」と高林が報告。「うーん、これを調べるだけで一つの論文になってしまいそうだね。残念だけど、そんな時間的余裕はない――」と討論しあったことを思い出す。

いずれにしても、地上で耳石を摘出すると、それまで影をひそめていた別の重力検出系が活動を始め、背光反応は正常鯉に近づくのだ。ここで重要なのは、その代償の機転は、重力の作用下で獲得される、ということだ。

ということは、無重力になったとき、その新しく獲得された姿勢調節プログラムもまた無重力用に書き換えられることになり、耳石摘出鯉にも背光反応に乱れが起きてよいのでは……、C②の結果はこのように解釈するとつじつまが合う。

この考え方からすると、内耳の耳石器官が障害されている人も、宇宙に行くとやはり宇宙酔いになってしまう可能性がある、ということになる。耳石摘出鯉についても、背光反応の回復過程が観察できていれば、もっと確信をもって言えたのに――なんとも残念なことである。

それにしても、耳石摘出された宇宙鯉が、なぜ二日目のテストのあと脳波用ケーブルが強くよじれてしまったのか、原因を知りたいと思った。

ケーブルのよじれが、それ以上に進まないままの状態になっていたということは、宇宙鯉は、あるとき急に右回転をはじめ、もうそれ以上回転できない状態が最後までつづいたということだ。

フォルマリン漬けにして日本へ送り返した鯉の脳組織標本がもっともらしい解答を教えてくれた。

脳の連続組織切片を見ると、小脳体部の吻側部（小脳視覚誘発波が局在する部位、図2・3参照）に凹みが見つかり、脳波電極が目的とした場所にあったことは確認できた。ところが、耳石摘出鯉の方では、その凹みは左側にかたよっており、その下で、組織が挫滅《ざめつ》し、血球が浸潤《しんじゅん》した像が見られたのだ。脳波電極が小脳組織を損傷し数日間たった痕跡の像である。

耳石摘出鯉では、二回目のテスト終了のあと、三回目テストまでの間に、脳波電極が何らかの原因で小脳を損傷し、それが鯉を片方に回転させたとすれば、ケーブルの強いよじれは説明できる。何か鯉がびっくりするようなことがあったのかもしれない。

小脳脳波も変化!

大脳がよく発達した動物では、脳波からいろいろなことがわかり、ヒトでは病気の診断にも役立てられている。しかし、それは大脳の脳波であって小脳の脳波ではない。頭皮上から小脳脳波は観察できないのだ。脳波電極を小脳表面に接触するように置けば、小脳脳波を記録できるが、あまり利用価値がないので行われることはない。むしろ、小脳では数種の特徴的な細胞が整然と層状に配列する比較的単純な構築であることから、個々の細胞の電気活動が解析されて、小脳の働きについては随分理解が進んでいる。

魚の小脳は良く発達している。鯉の宇宙実験計画の当初、小脳の一個の細胞活動を記録する案も検討されたが、遊泳状態ではとても無理と判断。それでは、せめて脳波記録を、となったわけである。

実際に鯉の小脳脳波を記録してみて愕然としたものである。いろいろ刺激をやってもまったく変化していそうにない。睡眠時と覚醒時の違いぐらいはあるだろうと期待したが、およそ、いつ目を覚まし、いつ眠っているのかさえ判然としない。私たちの間では、〝ぞうきん脳波〟とさえ呼ばれていた。まるで、濡らした雑巾《ぞうきん》から記録される電気的ノイズなのだ(図2・21参照)。

三万メートル上空の大気球から自由落下させた鯉の小脳脳波を解析していた臼井から報告が入った。

「いーや、何か変化が出ているようだ」

当時、臼井は、生体電気現象に新しい解析概念を導入した新境地を開拓しており、そんな〝ぞうきん脳波〟から意味のある脳波成分を抽出することに成功したのだ。

宇宙鯉の脳波解析に至るまでの間に、評価法はさらに信頼性の高いものに改善されていた。その内容は

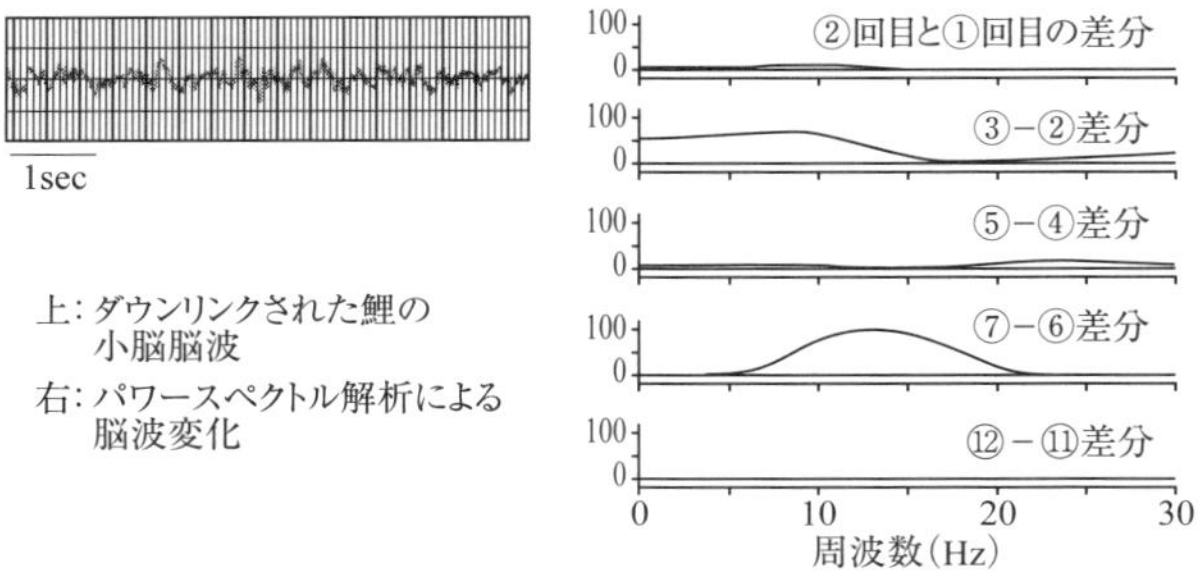

上: ダウンリンクされた鯉の小脳脳波
右: パワースペクトル解析による脳波変化

図２・21　正常宇宙鯉の小脳脳変化．丸に数字は飛行中テストの順番（図２・20、図２・22 に共通）

難しいのでうまく説明できないが、改善点はおおよそ次のようなことのようだ。

鯉装置が出す定常的ノイズや鯉の動きが作り出す突発的なパルス状ノイズの除去、脳波は三〇ヘルツ以下の成分に注目したので、そのような低域周波数スペクトルの情報をゆがめないようにサンプリングする方法、一回のテスト中で、鯉の姿勢と光のあたり具合が、できるだけ同じようなところを複数個切り出すやり方、切り出された脳波部分の各周波数スペクトルパワーの平均値と分散について、差分ＡＩＣ（Akaike's Information Criteria）法で有意差検定をやる方法、などである（臼井ら1995）。

図２・21は、正常鯉について解析された小脳脳波変化の結果である。耳石摘出鯉については解析を断念した。

図は、あるテストの結果とその次のテストの結果について差を見たもので、何か変化があったときだけ見えてくることになる。

③と②との差分、⑦と⑥との差分で何か差が見られるので、二八時間目と四八時間目の間および三日後の七時間目と二三時間目の間で脳波が明らかに変化したことになる。

図では⑤と④との差分しか示していないが、④と③、⑥と⑤で差はなかった。ということは、③で変化した脳波の状態は⑥まで持続したことを意味しており、その間、小脳の活動が高まっていたことになる。最初の方では、一五ヘルツより低周波帯域で変化があり、あとの方は五～二〇ヘルツ帯域で変化しているが、それぞれが何を意味しているのかまではわからない。

鯉における感覚混乱と代償

そろそろ決着をつけなければならない。得られた結果からどのように結論するのか、それがなければ終わりにはならない。

図2・22を見てほしい。正常鯉の背光反応と脳波の変化の様子を模式的に描いたものである。横軸は、打ち上げからの日、丸内の数字はテストが行われたおよその時間。縦軸は、得られた結果を根拠にエイヤッ！と大胆に判定した正常鯉の「背光反応の障害」と「小脳脳波の変化」の大きさだ。

注目したいのは、その障害や変化の大きさではなく、両者の時間的な〝ずれ〟であり、小脳脳波が背光反応の障害に対して、ほぼ一日の遅れで変化していることである。

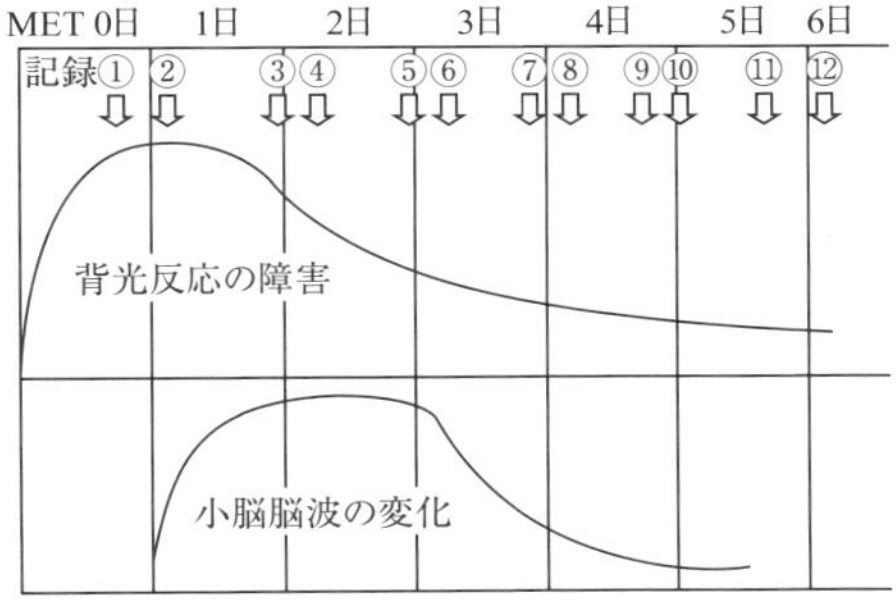

図2・22　正常宇宙鯉の背光反応障害と小脳脳波変化の時間的対応.METはNASA言語Mission Elapsed Timeの略で飛行開始からの経過時間、丸に数字はテストが行われた時点（図2・20、図2・21に共通）. 小脳脳波の変化にほぼ1日の遅れがある.

正常鯉の背光反応は飛行開始後二二時間目（テスト①）の時点で確かに障害されていたが、それ以前のどの時点で障害が始まったか特定できない。放物線飛行の約二〇秒間の無重力実験で、正常鯉はちゃんと九〇度傾斜するので、背光反応の障害は無重力状態になった直後から起きることはないが、数時間の間に急速に進むと考えることができる。

他方、小脳脳波が変化を始めるのはテスト①ではなくテスト②、つまり二日目に入ってからである。小脳脳波を記録した部位は目からの情報と耳石器官からの情報を統合する部位なのだから（Mori 1993）、その部位の脳波が変化したとなれば、そこで何かが起きていることになる。

次に、三日目のテスト⑤の時点で明らかに背光反応の回復が始まっており、四日目⑧以降、反応の速度を速めてそれは確固としたものになった。これに対して、脳波変化は⑥と⑦の間で起きているのだから、背光反応にほぼ一日遅れて小脳活動がもとに戻ったことになる。

次のように考えられるのではないだろうか。

すなわち、小脳は、背光反応がうまくできなくなると、その機能を回復させるように神経ネットワークの組み換えを始め、やがてその効果が発揮されて背光反応ができるようになると、神経ネットワーク組み換え作業を中止するのだ、と。それはまさに、宇宙酔いの「感覚混乱説」の考え方に合致するのだ（Mori *et al.* 1996）。

また、耳石摘出鯉で見られた予想外の背光反応の混乱も、耳石摘出によって新たに賦活《ふかつ》された未知の重力センサー系の神経ネットワークが、さらに無重力用に組み替えられるのだとすれば、「感覚混乱説」に矛盾しない。なぜその発現が正常鯉に比べて遅れるのか、という疑問は残ったのではあるが。

鯉の宇宙実験の最大の成果は、宇宙酔いの成因となる「感覚混乱」の研究が、魚の姿勢・行動をモデルとして実験可能であることを示したことにある。

感覚混乱をヒトで調べるとなると、視覚と耳石器官の相互作用を調べようにも、体性感覚（皮膚や筋、関節などの感覚）入力を避けることはできないので、複雑になる。この点、魚の背光反応は、視覚と（主に）耳石器官だけが支配する反応であり、しかもその反応を魚の傾斜角度として定量化できる大きな利点があった。また、感覚混乱にともなう中枢神経活動をヒトで調べようとなると、最新の装置を駆使しても容易なことではないが、魚では小脳脳波として観察できた。

しかし一方では、限界もある。宇宙鯉が示した視覚・運動反応の混乱と適応の場は小脳だが、ヒトではそのかなりの部分を大脳に移している。事実、宇宙飛行士たちは、鯉とちがって、無重力になった直後からでもスムースに動き回ることができるのだ。進化したヒトの脳でははたして何が起きているのだろうか、研究はまだ始まったばかり。

ヒトの脳では視覚情報が圧倒的に優勢である。目から入る情報の統御のやり方は不可思議千万、それが体性感覚および平衡機能と密接に結びつき、感覚統合の究極にある空間識を生み出すのだから、それが無重力により混乱すればやはり混とん、カオス（無秩序）の世界なのだろうか。

第三章では、感覚混乱を起こすわれわれの脳の不思議な世界を目から覗き込んでみようと思う。鯉の宇宙酔い実験の成果を違った視点から意義づけできるかもしれない。

第3章 宇宙酔いを起こす脳の不思議な世界

「みなさん、目はよくカメラにたとえられますね。フィルムのところでは景色が逆になっているでしょう。レンズを通った景色はそのように逆になっています――」

と話しはじめると、近頃の小学生は、すぐに疑問をぶっつけてくる。

「先生、ぼくのカメラ逆になっていないよ。どうして?」

デジカメの背面に写る人物は倒立していない。レンズを通った倒立像を、デジカメは正立させて見せてくれているのだ。話しづらい世の中になったものである。

ドイツの天文学者ケプラー（一五七一―一六三〇）やフランスの哲学者デカルト（一五九六―一六五〇）は、既に、目のレンズの後方では像が反転することを記述しており、当時、それがどうして正立像として知覚されるのか大論争になったそうだ。脳や感覚器の理解が進んだ現在では、このような論争はもう意味がなくなった。私たちの不思議は時代とともに変化している。

第一章で、われわれの脳には「身体照合モデル」があって、視覚と他の感覚が矛盾していないか、内的座標と外的座標が一致しているか、など、常時、モニターされており、その照合の不一致（ミスマッチ）が持続すると、脳は混乱を起こし、警告反応として動揺酔いや宇宙酔いの症状が生じてくる、というお話をした。

そこに出てくる「身体照合モデル」や「空間識」、「感覚入力のミスマッチ」や「脳の混乱」など、いずれも脳で起きている不思議な現象の理解を助けるために考え出された抽象的な概念であることもお話しした。

本章では、これらの抽象的概念について、一歩踏み込んでみたい。〝見る〟ことの不思議とその背景にある、種々の視覚のメカニズム、および視覚と他の感覚との相互関係をちょっと覗いてみるだけでも、感覚混乱の裏に秘められた感覚統御の法則性に触れることができるかもしれない、また、鯉の宇宙実験が何を教えてくれているのか、もう少し深く見えてくるかもしれない、と考えたからである。

〝見る〟脳は豊富な体験が作り上げる

生後まもなくから角膜やレンズに混濁があって視覚が失われていた人が、角膜移植や白内障手術で、ある日突然に見えるようになることがある。

それは、〝見える〟という表現が不適切なほど、平面的で、まったく現実感がともなわない瞬間、なのだという。

若い研修医たちの会話。

「そういえば、開眼手術で見えるようになったからといって、景色が反転して見えたなんて話を聞いたことがない。われわれは生まれながらにして上下左右を知っているってことかな?」

「いや、そうじゃないと思うよ。見えるようになるとすぐに、自分の手で触り足を動かして確かめながら、こちらが上、こちらが右だと学習するんだと思うよ。赤ちゃんと同じだな」

「そうだろうか。目が見えなくても脳の視覚野は〝もし見えていたら……〟を想定し、他の感覚とマッチングさせる準備をやっているかもしれないよ」

「あっ、そうだ。指で大きな文字をさわったり物に触ったりして、それらをできるだけ脳に思い描くように訓練すると、開眼手術のあと、わりと早く、見たものの形を言い当てたり、大きい文字なら読めるようになったそうだ」

「うん。僕も本で読んだけど、生まれながら見えなかった人が描いた絵が世界のいろんな美術館で展示されているそうで、人間や動物、風景でさえ影が正確についているっていうんだ。この話しにはおまけがあって、その画家が絵を描いているときの脳波をスキャンすると、視覚野は見えている人と同じように活動していたそうだ」

「思い出したよ。先天盲の人で、点字を読んでいるときの脳活動をPETで調べたら、体性感覚野だけでなく視覚野にも強い血流増加があったそうだ（『タッチ』2001）。それに、NHKだったかなー、訓練してエコーロケーション（舌で出したクリック音の反響音を聴いて前方の物体の有無や形状を見当）できるようになった先天盲の人の脳でも同じようなことが見られるっていうから、目からの刺激がなくても脳の視覚野はちゃんと発達しているんだよ」

「だけどさー。ほとんどの場合、開眼手術で見えるようになっても、当初は何を見ているのかわかってないよ。手で触ってみて初めて見ている物が何かわかる状態だよ。見ている物がわかるようになるまでには長い時間かかるのがあたりまえだよ」

「それもそうだな。ヘルドらの子猫実験（Held 1965）などもあるね」

「えっ、それってどんな実験だ？」

「うん。生まれてすぐの子猫を一〇週間、暗室で育て、次の一〇週には豊富な視覚経験をさせるんだが、天秤《てんびん》ばかりみたいな装置を用意しておいて、片方の子猫が自分の足で動き回っても、もう一方の子猫はカゴに載せられていて足が床に触れないいんだ。そうすると、カゴに乗っていた方の子猫は、自分で崖を避けたり橋を渡る行動がうまくできないし、顔をテーブルに近づけてやっても前足を出して乗り移る反応ができない、という実験だ。視覚と他の感覚がいっしょに発達することがいかに大切か、ということだね」

「ほー、いやにくわしいじゃないか」

「そうでもないんだ。ちょっと空間識に興味があってね。手当たりしだいに数冊読んでみたんだ。驚いたよ。脳の研究は進んでいるね。脳生理学、情報工学、知覚心理学なんて分類できなくなってきている。まさに脳科学なんだな。それだけに、歴史的背景、というか歴史的な流れがつかみにくくなっている。これから研究をやる連中は大変だな」

「わかった、ウンチクはそれまで。また次の機会に聞くよ。ところで、カゴの子猫らはその後ちゃんと回復したんかい？」

「回復したと思うよ。だって、まだ子猫なんだからさ」

「だけど、子供たちに眼帯を長く装着させると目の機能低下が残るというよ」

「そりゃー、程度問題だよ」

　と議論好きが集まってきて話が盛りあがる。開眼手術後の視機能回復は眼科領域では大きな課題だ。

健常な眼を持って育った小児では視覚を優先する「視覚優位脳」がつくられ、見えないまま育った子供では他の感覚を優先する脳がつくられる。

見ている物が何であるかがわかる、つまり視覚的に認知ができるためには、発達の段階で視覚感受性の高い特別な時期（臨界期）、すなわち生後二カ月から二歳頃をピークとして九歳頃までの乳幼児期に、適切な視覚環境で育ち、視覚認知の基本的な神経ネットワークができあがる必要がある。

その臨界期を過ぎてしまうと、「視覚優位脳」への転換は大変困難で、脳にとっては著しい負担となり、たとえ見えるようになっても、自閉症やうつ病になってしまったり、最後まで〝目でみること〟を拒否し続ける、といったことが起きてしまうようだ。

むしろ、「視覚優位脳」ができあがった人が、視覚障害で聴覚・触覚中心の生活に転換せざるを得なくなった状況の方が比較的耐えやすく、その場合、触覚情報を視覚に照らして物を判断するのだという。

最近、「感覚代行」（コラム14参照）の研究が話題になっている。その発端となったのが、視覚を失った人の背中に、カメ

コラム 14

感覚代行 sensory substitution

最新の情報科学や生体工学を駆使して、低下したり失われたりした感覚機能を別の感覚系で補完あるいは代行させようとするもの。方法としては、感覚受容器に代わる人工センサーを用い、その情報を適当に記号化・符号化して代行する感覚器に提示する。たとえば、カメラによる視覚情報を音声や触覚信号に変換、平衡障害者の補助として加速度センサーや回転センサーからの信号を振動や音声に変換、など。新しいところでは、視覚障害者や平衡障害者の舌表面へ電気刺激による代行感覚提示、などがある。広義には、聴覚神経を電気刺激する人工内耳の形成および視覚神経や脳の視覚野皮質を直接電気刺激する試みなども含める。

ラ画像イメージを電気刺激に変換した触覚として提示してやると、図形や文字が判読できるようになる、というものだった。まさに触覚入力を視覚記憶に照らし合わせるやり方である。

しかし、目から入る情報は膨大だ。開眼手術後の脳は、触覚など体性感覚との整合性が必要となるだけでなく、視覚特有の現象（たとえば錯視）を受け入れ、運動系や平衡感覚との協調関係も確立する必要がある。「視覚優位脳」の最大の特徴は、外界と自己との相対的関係を知るための空間識の形成に視覚を利用できること、すなわち、外界と自己のあいだに広がる空間をより広く脳に描写でき、外界の動きと自分の動きを、より的確に予測できることだ。視覚は、〝空間識〟の構築に、いちばん役だっている感覚なのだ。

目を動かしても視界が動かない不思議 ―視覚における位置の恒常性―

カメラと目で決定的にちがうことがある。

それは、カメラを動かせば画面は動いてしまうが、目を動かした場合（頭は動かさない）、網膜に写る像は動いているはずなのに視界は動かないことである。視覚における「位置の恒常性」と呼ばれている。

先生と医学生との会話。

「目を動かすときに、その〝命令〟が視覚中枢にも送られて視界が動かないようにしているのだ、と本に書いてあったんですが、どうもよくわからなくって――」

「あー、シェリントン（Sir Sherrigton 1857-1952 イギリスの生理学者。シナップスの命名者。サルで大脳運動野の発見、関節や目の運動制御様式の解明などで有名）とヘルムホルツ（von Helmholz 1821-1894 ドイツの生理学者、物理学者。目の調節機構や色覚、音響学や聴覚の研究で有名）の論争のことかな？」

「はい、いいえ、あの――」

「シェリントンは、眼筋から脳に送られる情報がフィードバックされて網膜の視界を動かないようにすると考え、ヘルムホルツは、眼筋に向かう命令が視覚中枢にも伝達されて網膜の視界を動かないようにすると考えたんだが、残像をうまく利用した実験で、結局、ヘルムホルツの説に軍配があがった……のだったかな？」

「はい。あのー、わからないのはですね。目が動けば網膜に写る場面は当然動いてしまう。それでも視界が動かないのなら、僕たちが見ているのは、目を動かす前の景色を脳が記憶していて、その記憶された景色を見ているにすぎない――のでしょうか？」

「うーん。実際にやってみようよ。まず、目を動かさないで景色を見る――次に、目をゆっくり動かして見てみる――どちらにしても木の枝や葉っぱが揺れているのがわかるし、猫が走り抜けるのがわかるね。――ということは、目から入る視界の情報は常時モニターされている……」

「あっ、そうだ、映画だ！　一秒間に二四コマで切り替えてやればどこが動いたかわかるし、動きもスムーズに見える。脳も二四ヘルツ以上の頻度で取り込みを更新すればいいんだ。そうですよね、先生」

「おもしろいアイデアだね。そういえば、目の固視微動（物を見ている眼球が細かく動いている現象で、その動きは自覚されない）がないと物が見えなくなるそうだから、網膜の視細胞を刺激し続けるには入力がいつも変化している必要があるんだろうね。目がまばたきする際にも入力が更新されるのだろうね。だけど、そんなに頻繁に更新があったのでは、脳は悲鳴をあげ、目を回してしまいそうだね。なにかもっと脳は省エネをやっていないだろうか……」

「省エネ、ですか？——たとえば？」

「たとえば……うーん。たとえば、外界を眺めるとき、自分と周辺の状況を景色とともに脳に入力し終えたら、つまり空間識情報を脳に取り入れたら、あとは自分の興味のおもむくところだけに目をやったり、変化したところだけの情報を集める。——ようするに、空間識情報をとどめる場所と自分の興味で情報収集する場所を違えておけばよい、ということになる」

「位置の恒常性は？」

「どうなるんだろうね。ボケーとそのあたりを眺めているときには、脳のどこかに一時的にとどめられた空間識情報を見ていることになるんだろうね。その画面が、常時、網膜に写る画面と照合（マッチング）されておれば過去の記憶を見ていることにはならないだろうし、変化のあったところだけが修正されるのであれば負担も軽い——なんてのは、どうだろうね」

「脳は、その修正されたところをちゃんとわかっているんですか？」

「うーん、ちゃんとわかっているかどうかは、脳がそこに興味を示したかどうかということだから、それは別の問題だろうね」

「なるほど。刻々と変化する網膜像は既に取り込み済みの外界像と照合するために使われるだけで、情報収集する脳は自分の興味のあるところだけをちゃんとわかっておればいい――というわけですね。すばらしいアイデアですね」

「あはっ、ほめられると、ちょっとくすぐったいね。実は、〝見ること〟の最新の考え方を、表現を変えてみただけだよ」

大脳の後極部を占める視覚の中枢は、網膜に写っている像のそれぞれの部位の色、形、配置、傾斜、明暗、動きの方向などの特徴を抽出するのが仕事らしい、ということがわかってきた。となると、抽出された特徴が取り出しやすい形であちこちに分配され記憶されていることになり、新しく入ってきた網膜像はその特徴だけが照合されればよいことになる。つまり、われわれが〝見ているもの〟といえば、それらの照合された特徴をどこかにかき集めて再構築した像ということになる。

「ところで先生。シェリントンやヘルムホルツが注目した眼筋の役割はどうなってしまったんでしょう?」

「本当だね。眼筋の役割は影が薄くなってしまったね。眼筋がマヒしたり、眼筋に異状な緊張が加わればば(たとえば、眼球を下の方から指で押してやる)、位置の恒常性はくずれて風景が動いて見えてしまうのだから、やはり重要であることに変わりはないんだろうが……うん、そうだ、眼筋からの情報は、むしろ、予定通りに目が動いたかどうかをモニターしているんだよ。そこでもやはり身体照合モデルとのマッチングが行われていると考えたいね」

「ややっこしいですね。ようするに見るのは脳であって、目はただ情報を集める出店にすぎないわけだから……えーと、ビデオカメラにたとえようとすると、脳には、視野全体を眺める低分解能広角レンズのビデオカメラがあって、さらにそこに、写せる角度は狭いが自由に動く高分解能ビデオカメラが組み込まれているって感じでしょうか」

「うん、それはおもしろい例えだ。その高分解能ビデオカメラの方は、注意(意識)のおもむく所だけを写すってわけだ。そういえば、最近のテレビはそれに近い映像を見せてくれるね。草原があって、そこを疾走する豹だけを明るく鮮明に浮き上がらせるとか……」

自分が動いていないのに動いているように感じる不思議
—ベクション—

「そうそう、からだが動いていないのに自分が動いているように感じてしまうなんてことがあるね」

「自己運動感覚のことですね」

「考えてみると、あれも不思議だね。視覚が刺激されているのにあたかも前庭系が刺激されたかのように錯覚するわけだから……」

「僕なんてしょっちゅうですよ。隣りの電車が動き出したのに、自分の乗っている電車が動き出したかのように感じたり、逆に自分の電車が動き出したのに隣りの電車が動き出したかのように感じてしまう。あわてて立っている床の振動やからだの揺れ具合を確かめるんですよ」

「遊園地や映画館などでは、逆にその錯覚を利用してお客さんを楽しませてくれるね。壁を回転させながら椅子を少し揺らすと、自分たちが回転しているように錯覚してしまうし、大きなスクリーンでおおらかな自然の状景が流れると、あたかも自分が鳥になったようで愉快だね。メガネで立体映像をみせてくれるやつはキョーレツだったね。宇宙空間を、隕石を避けながら猛スピードで飛行するんだ。それだけでもワクワクするんだが、隕石の一つが自分たちに近づいてきたと思ったら、突然に椅子がガタガタと動くんだ。自分たちの宇宙船が隕石をかすめたように感じ、一瞬、からだがすくんでしまったよ」

「えっ！　そんなのもあるんですか。近頃の３Ｄ映画もすごいと思ったけど、もっとリアルですね」

ベクションの誘発

自分が動いていないのに動いているかのように錯覚する感覚を自己運動感覚、あるいはベクションvectionと呼ぶが、視覚パターンの動きで誘導される自己運動感覚は圧倒的に強力で、研究も多い。

ベクションは、視覚パターンの動く方向が右だと自分の方が左に動くように感じ、パターンが垂直に走れば自分が逆方向に上や下方向に動き、また、遠近感を生じさせる視覚刺激だと前や後方向にからだが動くように感じてしまう錯覚現象である。

立位の姿勢にあるときにこのような感覚が起きれば、当然ながら姿勢はパターンの流れに引っ張られ、あわてて姿勢を安定に立て直そうとする。電車を利用する人なら経験的によく知っていることだ。

実験でよく使われるのは、部屋を暗くし、目の前の半球スクリーンに、白黒の縞模様のパターンとか大小の水玉模様をランダムに散りばめたパターンを走らせるやり方だ。目には、模様を追っては戻る〝眼振〟が生じている。つまり、視運動性刺激による視運動性眼振だ。

頭部を動かないようにして、視覚刺激パターンを適度なスピードで横方向に走らせると、数秒後に、反対方向に自分が回転を始め、同時にパターンの動きは停止したように感じる。このとき眼球の動きを記録していると、眼振はズーと同じように動きつづけていることがわかる。

パターンの動きが止まって見えるのは、眼振の働きで説明される。

「目でパターンを追わないように」、と指示してあっても、無意識に目はパターンを追い、すばやくパターンを迎えにいく。この速く迎えにいく動きを眼振の急速相、パターンを追従する緩やかな動きを緩徐相と呼び、眼球運動を記録すると、ちょうど鋸《のこぎり》の歯にようになる。急速相では像は見えていないので、これがくり返されるとパターンを追従するところだけが見え、あたかもパターンが停止しているかのように感じてしまうのだ。

急速相で目が戻ったときの水玉模様は、水玉の配置が前とは違っているはずなのに、それでもパターンが停止したように感じてしまうのだから不思議だ。脳は、網膜に写った像をそのまま取り込んで見ているわけではない、と言われれば納得せざるを得ない。

速度蓄積機構

ベクションでは、三半規管が刺激されていないのにどうして回転感覚が起きてしまうのか不思議だ。それは、視覚情報と前庭感覚情報を統合する上位の脳が、「ひょっとして自分のからだの方が動いているのかも……」と、勝手に解釈しているのであり、つまり錯覚である。

パターンの回転を感じる速さとベクションの回転の速さを、いろいろな場面、いろいろな条件で測ってみると、両方の速さを合わせた値がいつも実際の刺激の速さ（パターンの走行速度）に一致するという（『錯覚の科学ハンドブック』1978）。錯覚であるはずの回転感覚もまた、実際の視覚の情報処理を分担していることになる。つまり、視界が回転することも自分が回転することも、上位脳にとっては同じに認識されているのだ。

視運動性眼振が一定したところで、急にパターン刺激を消し、室内も真っ暗にしてやると、ときに一〇秒以上も長く眼振が残る（視運動性後眼振）。もう刺激はないのだから、脳に記憶されたものが目を動かしつづけ、錯覚を起こしているのだ。パターン刺激の〝速度〟を記憶しており、それが後眼振を引き起こすと考えられており、「速度蓄積機構」と呼ばれている。

この「速度蓄積機構」について、三半規管が両側とも障害されると働かなくなるし、ベクションも起こらないことが知られている。網膜からの情報と三半規管からの情報は、脳幹の前庭核（コラム15参照）ですでに初段の統合処理が行われるので、そこでの

コラム 15

脳幹の前庭核

脳幹（brain stem）は、中脳、橋、延髄が全体として機能を発揮することから、便宜上、これらを総称するのに用いられる用語。生命維持に不可欠な呼吸・循環の自律神経調節の中枢部があり、頭部諸器官の知覚、運動、反射の主要神経中継核があり、大脳皮質の活動レベルを調節する機能などもある。前庭核は、延髄にある左右一対の大きい細胞集団で、蝸牛（聴覚器）および前庭器官からの入力を中継する。前庭器官から入力する部位では小脳や視覚系からも入力を受けて、身体平衡の制御および眼球運動を制御し、また、姿勢変化に伴う血圧の調節にも関与する。

統合がうまくできないとベクションの運動感覚も起きないことになる。

「速度蓄積機構」は、脳幹の前庭核を取り込んだ情報蓄積ループ機構であり、無数にある感覚・運動の神経回路ネットワークの中のひとつと考えられている。情報蓄積ループ機構とは、神経細胞の興奮が一連のループをめぐり続けることによって記憶が保持されると考えるものだ。

ベクションは高次な錯覚現象

椅子回転で、椅子を後方に大きく倒すと、垂直方向のパターン刺激によるベクションはほとんど変わらないのに、水平方向だとベクションは強く感じるようになるという（『錯覚の科学ハンドブック』1998）。なぜそうなるのかわかっていない。

姿勢を倒すと、重力方向を検出する耳石器官が、球形嚢から卵形嚢に移る（図1・2参照）。そのことが関係するのかもしれない。しかし、足底や尻、背中にかかる圧力も変わるし、抗重力筋（重力に抗して体を支えている筋の総称）の緊張状態も変わる。これら体性感覚の影響を無視できない証拠に、暗中で、軸回転するものに触わっただけでも自己運動感覚が起きるという。

第一章の「宇宙飛行士たちが見せてくれる感覚・運動の混乱」の項で、無重力状態ではベクションが増強されることを話した。耳石器官が重力情報を出さなくなるので、視覚に依存を強めるようになるためと考えられている。高齢者でもベクション感受性が高くなるようで、それも視覚依存が強まるためと言われている。高齢になると、前庭感覚や体性感覚の感受性が低下するので、それを視覚で補おうとするのだろうか。

宇宙実験で、半球ドームに顔をつっこみ、ドーム内壁面に水玉模様を照射回転させると、自分が回転あるいは宇宙船が回転するような運動感覚が誘発されるが、そのとき、口でバイトボードをくわえて頭部を動かないようにし、足の固定をはずすと、首から下のからだが回転感覚とは反対の方向によじれることを話した。ベクションは姿勢調節にも深くかかわっているのだ。

ベクションは、刺激が続くあいだ同じように錯覚が連続するわけではない。自分の方が回転していると感じていたのに、あるとき視覚パターンの方が動いていると感じ、また次には自分の方が回転する、といった具合である。また、パターン刺激が数分と長くなると、からだの回転の方向が逆になることさえあるという。

私自身、椅子に座ってベクションを体験してみた。たしかにベクションは、パターン刺激中にときどき消失し、また復活する。心で念じるだけではうまくいかないが、意識の方向（注意）をちょっとずらして、かまえ直すとベクションは消え、パターンの動きの方を感じるようになる。しかし、またベクションは始まってしまう。どうやらベクションを意識的にコントロールするには、自分が置かれている状況を自分自身に納得させてやる、高次な心理的プロセスが必要のようだ。

われわれが電車でベクションに遭遇するとき、（あれ？ なにか変だぞ！）と意識する脳が注意を喚起し、自分とまわりの状況を確かめて（あーそうなんだ）と納得できると、また本に目を移して読みはじめる。この（なにか変だぞ！）は、身体照合モデルを通してモニターしていた自分と外界の関係（すなわち空間識）に異常を感じたのであり、（あーそうなんだ）はまさに、高次な心理的プロセスによる判断と考えることができる。

つまり、ベクションもまた、意識する脳の統治下にあって、視覚、体性感覚、前庭感覚を巻き込む感覚運動制御のひとつの仕組みであり、運動錯覚現象を出力の特徴とするタイプの身体照合モデル（図1・7参照）として描けるかもしれない。

ベクションが起きにくいと酔い症状が出現しやすいという。ベクションもまた、感覚間のマッチングの具合を示す指標、脳の混乱を反映する指標の候補となるかもしれない。

自分が動いているのに視界が安定して見えるメカニズム

日常の動き回る生活では、外界が動く以上に自分が動くことの方が多そうだ。そのときにも、視界はブレないし、視界は連続していて動かない。つまり、「視覚の位置の恒常性」は保たれている。

ところが、アポロ月飛行でもスペースシャトル飛行でも、宇宙滞在から帰還した直後、「頭を動かすと物が動いているように見えた」と報告する宇宙飛行士があった。長期宇宙滞在すると、「位置の恒常性」の仕組みにも影響がおよんでいそうである。

自分の頭が動いても網膜像が動かないようにする仕組みとし、われわれの頭蓋骨には前庭器官（三半規管と耳石器官）が埋め込まれている。話を先に進める前に、前庭器官と目の関係についてちょっと復習。

前庭器官は三半規管と耳石器官をひっくるめた呼び名で、左右の内耳にある（図1・2参照）。三半規管は回転センサー、耳石器官は直線的な動きのセンサー。三半規管では内リンパが、耳石器官では耳石が、動きに対してそのままの位置にとどまろうとするので慣性力が生じ、それが有毛細胞の毛をひずませて有毛細胞を興奮させる（コラム9参照 p.78）。

有毛細胞の興奮は、脳幹の前庭核と小脳に送られ、前庭（動）眼反射を起こさせて網膜像を安定にし、前庭脊髄反射を起こさせて姿勢を安定にする。同時に脳幹の自律神経中枢にも情報が送られ、姿勢変化にともなう血圧変動の調節を助ける。

ここでお話しするのはその中の目の動きについてである。

視覚の〝ブレ〟を防止する二つの反射 ―前庭（動）眼反射と前庭性眼振―

目を閉じて、頭を上下あるいは左右にすばやく動かすと、眼球は動く前の位置に留まろうとする。それが前庭眼反射あるいは前庭動眼反射と呼ばれるもので、頭が動いても目に入る景色がブレないようにする仕組みだ。コマ型ジャイロの仕組みによくたとえられる。

前庭眼反射は、頭がすばやく左に一〇度回転すれば目は右に一〇度動く、といった具合に、本来とても正確な反射である。回転刺激では三半規管が刺激されて目が動くので「半規管眼反射」と呼び、直線的な動きにより耳石器官が刺激されて目が動けば「耳石眼反射」だ。半器官眼反射の方が耳石眼反射より一〇倍以上感度が高いという。

今度は、眼を閉じたまま頭とからだをうーんと大きくひねってみてほしい。動く方向へ眼がクルックルッと跳びながらも、眼はもとの位置に向かおうとしているのがわかる。前庭眼反射を連続させてブレを防ごうとしているのだ。眼球が振盪《しんとう》(激しく動く様子)しているので眼球振盪と呼ぶが、一般にはちぢめて〝眼振〟だ。頭が動いて起きるこのような眼振は前庭性眼振と呼び、視覚パターンを動かして誘発される視運動性眼振と区別する。

前庭性眼振にも、刺激が回転性か直線的かによって、「半規管性眼振」と「耳石性眼振」があることになる。眼振の緩徐相は眼反射そのもの、急速相はいわゆるサッケード（動きが速すぎて、その間は見えていない）で、それぞれ駆動する神経回路は別である。

ついでに、大事なことをひとつ。

前庭性の眼反射や眼振にしても、視運動性の眼反射や眼振にしても、それは網膜に像を安定に結ばせるための反射で、ふだん意識されることはない。これに対して、意識して何か動くものを目で追うときには、眼反射も眼振も〝抑制〟されてしまう。眼反射も眼振もその反射を処理する神経回路は主に脳幹部にあるのに対して、追従性の眼球運動は大脳皮質が主に働き、こちらの方が常に優先されるのだ。

ちなみに、スムーズな追従性眼球運動には、視細胞が密集して分解能の高い網膜中心窩（視線が像を結ぶところ）とそれに対応してよく発達した視覚野（視覚関連の大脳皮質）、そして小脳が必要である。網膜中心窩の発達や大脳皮質の発達の劣る動物では、スムーズな目の追従ができず、目や首を階段状に跳躍（サッケード）させてしまう。

話をもどそう。

回転椅子で回転するとき、三半規管の有毛細胞の毛をひずませることが刺激となるのだから、毛のひずみを持続させようとすると、回転速度をしだいに速めたり遅くしたりしてやらねばならない。つまり回転加速度が必要となる。回転速度が一定に（等速回転）になると、毛はもとに戻るので有毛細胞はもはや興奮しなくなるのだ。このあたり、視運動性眼振では刺激が続いているあいだずーっと継続するのと大いに異なる。

実際に眼球運動を記録すると、回転が次第に速くなるところでは、眼振の頻度がしだいに増し、緩徐相の勾配すなわち緩徐相速度が大きくなるが、等速回転に移ると、緩徐相の勾配はしだいに小さくなり、やがて眼振も消える。そして、回転速度が減速を始めると、今度は、向きが反対の眼振が出始め、やがて消えていく。したがって、回転椅子を振子様（ふりこのように動きが変わり、速度は正弦波状に変わる）に左右に回転してやれば、回転速度は常に変化するので、眼振は向きを変えながら持続することになる。

回転刺激装置が作りやすいこともあり、半規管性の眼球運動については、研究が多く、また有毛細胞の興奮のメカニズムとよく符号するので、かなり理解が進んでいる。

急停止しても視界がブレないようにする眼反射　―前庭性後眼振と視運動性後眼振―

真っ暗な室内で、椅子を等速回転させて眼振が消えていることを確かめてから、急に回転を止めてやると、向きが反対の眼振（後眼振）が出現し、反対方向の回転感が生じる。このとき内リンパが有毛細胞の毛をひずませるのはせいぜい数秒間なのに、後眼振の方はもっと長く続く。回転の速度情報が脳に記憶されていて、回転が急停止すると脳に蓄積されていたものが放出されて後眼振を誘発する、いわゆる「速度蓄積機構」がここでも作動していることがわかる。

さて、ふだんの生活を考えると、われわれは目を開けたまま頭やからだを動かしている。にもかかわらず、視運動性の眼反射や眼振、前庭性の眼反射や眼振が同時に起きて、視界はいつも安定して見えている。脳は、的確な空間識を構築するため、いつも安定した視覚情報を求めており、そのためいろいろと工夫をこらしているらしい。

先生と学生との会話。

「先生、後眼振のことですが、明るい部屋で目を開けたまま椅子回転を急停止するとどうなるのでしょう？周囲が見えているのだから視運動性後眼振が起きて、それに半規管性の後眼振が重なることになりますね。えーと、視運動性の後眼振は向きがそのまま、半規管性の後眼振は向きが逆になる――ということは、眼振は相殺されて目が動かない、ということでしょうか？」

「理屈としてはそういうことになるんだが……状況によるね。目の刺激は強烈なんだが、毎秒六〇度の速さにもなるとパターンを追うこと自体むずかしくなってくるし、半規管の方はもっと速くまで反応できるから、椅子の回転が速いと、半規管性の後眼振が強く残ってしまうだろうね」

「だけど、先生。ふだんの生活を考えると、実際に自分の方が動いているのか、となりの列車が動いているのか、わからなくなることがありますよね。そんな複雑な状況になると、目はどんな具合に動いてよいのか困るのではないでしょうか？」

「うん。世の中には同じようなことを考える研究者がいるようで、視覚と前庭の相互作用とか相互影響とか呼んで、研究がたくさん積み重ねられているんだ」

「ヒトでとなると、実際にはどんな具合に実験をやるんですか？」

「回転椅子と視覚パターンそれぞれの回転スピードや方向をいろいろと組み合わせるんだ。解析には、眼球運動の記録から急速相を除いて緩徐相だけをつなぎ合わせ、それを速度に変換してやって、負荷した刺激の速度と比べてやる。コンピュータを使うことになるね。ふだんの生活では経験しないような不自然な刺激条件も設定されるので、被験者は不快を感じることがある。不快だけですめばいいが、気持ち悪くなる人もあり、そうなると実験は中止だ」

「大変そうですが、なんとなく想像できます。自分は右に回転していると思っているのに、目の前のパターンがそれより速く右の方へ動いたら、異様に感じるでしょうね。あるいは自分が左に回転していると錯覚してしまうかも……」

「そうだろうね。――これまでの報告では、結局、目は、椅子の回転と視覚パターンの動きの差分に一致して動くということになっているんだが……」

「へー、そんなに単純なんですか」

「だけどねえ……考えてみてごらん。上位脳は、自分自身が置かれている時・空間的情報（いわゆる空間識）を取り入れながら、いろんな感覚情報に合わせて目の動きをコントロールしているはずだから、そう簡単な話ですむのだろうか。いーや、もう少し複雑――かな？」

「あっ、そうか！　ふだんの生活となると、もっといろんな条件を考えなくっちゃならない。メガネをかけたりはずしたり、それに自動車を運転していたり……脳はいろんな状況で動き情報を収集するわけだから、目の動きももっとダイナミックで、柔軟性に富んでいる必要がある、というわけですね。……ふだん経験しないような不自然に動く環境でも、それに応じて目がちゃんと働いているのかどうかとなると……」

「そこんところが問題だ。脳が〝これは不合理だ、異状だ！〟と感ずれば、それが目の動きにも現われていいと思うんだ。論文を注意深く読むと、〝不自然な状況では、目は、より視覚入力に依存するようだ〟と軽く触れているものもあるね。

――実は、大型の直線加速度負荷装置を使った私たちの実験で、加速度を加えながら視運動刺激を組み合わせると、ある条件のときに確かに目の動きが変になっていたんだ」

「おもしろそうですね。そういえば、先生。前庭機能の話となると、もっぱら三半規管ですが、耳石器官でも同じと考えてよいのでしょうか？」

「うーん、返答に困るね。三半規管系と耳石器官系では反応が違うかもしれない、という疑問がいつもつきまとう。半規管系に比べると耳石系の研究はかなり遅れているんだ。だけど、それが今回の話の本題なんだから、その話に移ろうかね」

重力が耳石器官を刺激しつづけるのに なぜ誰もめまいを起こさない？

「まず、耳石器官の仕組みについてもう少し見てみようよ」

「はい、わかりました」

「耳石器官は、耳石（ヒトでは砂が集まった形状なので平衡砂と呼ばれる）をゼラチン状の構造物が支える形になっていて、そのゼラチン物質の中に有毛細胞の毛が入り込んでいる。耳石に横から力が加わると、そのゼラチン物質が押され、毛を曲げるという仕組みは知っているよね（図1・2参照）」

「はい、知ってはいますが……あのー、耳石に加わる力はなぜ横でなくてはいけないんでしょう。上の方から力が加わっても毛はゆがみそうに思うんですが……」

「うーん、耳石が横に動くときの方がゼラチン構造はゆがみやすいことは感覚的にわかるのだが、上から押されたときなぜゆがまないのか、納得のいく説明を聞いたことがないね」

「それに、先生は、耳石器官の卵形嚢で〝おもに〟前後左右の水平面を、球形嚢では〝おもに〟上下の垂直面の直線的な動きを検出します、といった具合にいつも〝おもに〟を強調されますが、どうしてですか？」

「あー、それはね。有毛細胞がならぶセンサー膜面（平衡斑と呼ばれる）が平面じゃない。S字状にゆるくカーブしたり端の方で持ち上がったり、ややこしい曲面構造をしているからだ。だから、卵形嚢は水平面、球形嚢は垂直面の動きだけを検出と断定的に言えないことになるね」

「そういえば思い出しました、先生。卵形嚢は管腔にしっかり固定されているのに、球形嚢は管腔にブラブラしていて、しっかり固定されていない、と聞きましたが、重力の検出と何か関係あるんでしょうか？」

「さーて、どうしてだろう。からだの上下では衝撃的な動きが多いので器官を保護する必要があるんだろうか。あるいは、サカナなんかの球形嚢は聴覚器官としての働きが主だというし、ヒトでも強い聴覚刺激をやると頚筋の筋活動に球形嚢が起源と思われる誘発波が見られるというから、なにか系統発生学的な理由があるのかもしれないね。さてさて、わからないことが多いね」

「先生、もうひとつ……」

「次はなんだね」

「あのー、たとえば球形嚢ですが、あれって、われわれが立位姿勢なら、毛はいつも重力で下方に押し曲げられていますよね。同じことなんですが、寝た姿勢なら卵形嚢の毛の方が片方に押しつけられている。あの……どうして眼振が起きないんですか?」

「うん、それそれ。耳石性眼振の疑問として長く伝えられてきた不思議だよ。そのことを話そうと思っていたんだ」

「周波数依存説」と「脳内モデル説」

テキストを見ると、半規管性眼振は、回転椅子の回転速度を上げたり減速したりすると、三半規管の有毛細胞の毛がリンパの慣性力で押されることに起因する、と書いてある。

耳石器官も、耳石の動きが有毛細胞の毛をゆがめるのだから、構造から見る限り(図1・2参照)、立位では主に球形嚢が、寝た姿勢では主に卵形嚢が刺激されて、いつも耳石性眼振が起きていそうなものだが、実際には起きていない。

耳石系には眼振を発生させる神経機構がないのかもしれないと考えられたこともあったが、一九六六年に、米国海軍航空医学センターのニーベンらが大型の直線加速度負荷装置を使って、ヒトで、横方向に正弦波状に加速度を負荷したところ、加速度の方向に合わせて向きが変わる眼振が誘発されたと報告(Niven *et al.* 1966)。以来、耳石性眼振の存在を疑う人はいなくなった。

それなら、なぜ重力で耳石性眼振が起きないのか、不思議である。

一九九〇年代になり、二つの説が対立した。

一つは、耳石器官に加わる刺激の周波数が低くなると耳石眼反射の反応が鈍くなることから、加速度一定、周波数ゼロである重力では眼振が生じなくなるのだ、と考える「周波数依存説」。他の一つは、眼球の動きは、感覚情報が脳で処理され、他の情報と統合された結果であり、不都合なものは抑制されてしまうのだ、と考える「脳内モデル説」だ。

直線加速度負荷で眼振を誘発する

ここにいう直線加速度とは、頭部が直線状に動いて、耳石器官は刺激するが三半規管は刺激されない加速度のことである。

さて、耳石性眼振についてさらに疑問が残る。

ニーベンらの実験では、四〇フィート（約一二メートル）の水平なレール上でカートを往復させ、加速度のプラス〇・五八Gとマイナス〇・五八Gの間を〝正弦波状〟にスムースに往復するように調整された。つまり、加速と減速が時間とともに刻々と大きさを変え、方向を変えるのだ。ひょっとすると、そのような加速度刺激でないと耳石性眼振を誘発できないのでは……、という疑問だ。

そんなの簡単、加速度一定にして眼振が出るか出ないか調べればすぐ決着がつく――と考えたくなるのだが、問題はそう簡単ではない。

加速度一定は速度がしだいに速くなること、つまり長い直線距離が必要となる。JRの新幹線やリニアモーターカーのような施設というわけにはいかないので、実験室ではやはりレールにカートを往復させることになる。

加速度一定のまま往復させる負荷パターンを〝矩形波状〟に加速度を負荷すると表現し、その実現には高度な技術が要求される。なぜなら、レールの両端でカートが方向を変えるときと、走行のど真ん中で加速度の方向が変わるときに大きな衝撃が生じるので、その衝撃をやわらげてやる必要があるからだ。

日本の技術はすばらしい。ヒトを被験者にして、加速度を矩形波状に連続負荷できる実験装置なんて、それまで世界のどこにもなかったが、一九九三年、ついに名古屋大学で実現された（図3・1）。

長さ一六メートル。リクライニング式の椅子に視運動刺激用の半球ドームスクリーンを搭載し、風よけフードで覆ったカートは重さ二〇〇キロ超。被験者を乗せたカートは、正弦波状でも矩形波状でも最大〇・五G（一Gが地球の重力だからその半分）までの負荷が可能。レールのかわりにレンガ状の永久磁石を列べ、カートの底に張りつけた磁石で浮上させ、カートをサーボ

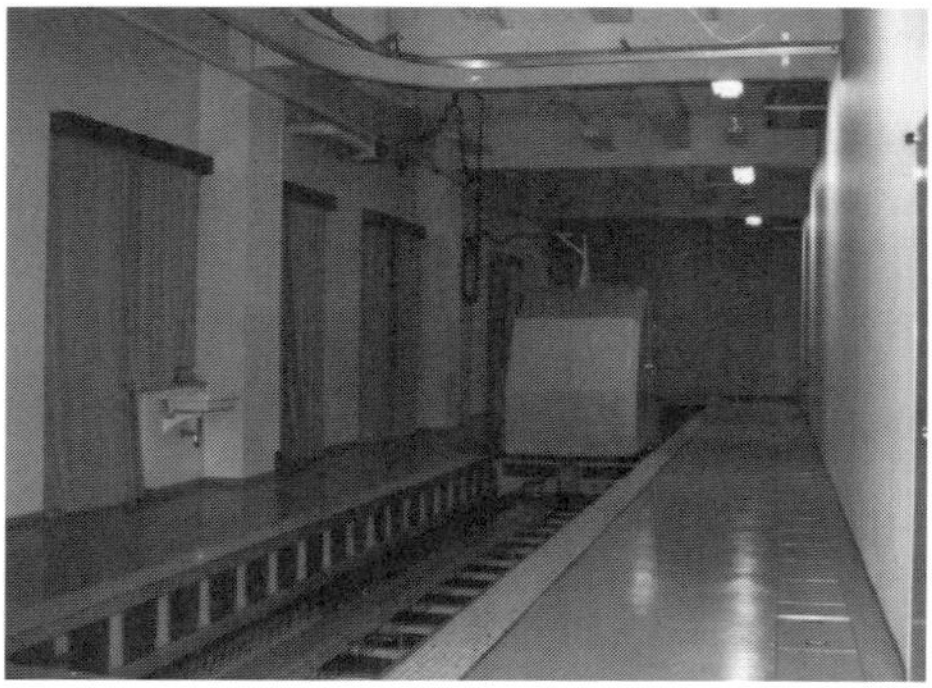

図3・1　名古屋大学環境医学研究所の（旧）宇宙医学実験センターに設置された磁気浮上型直線加速度負荷装置（1994～2004）

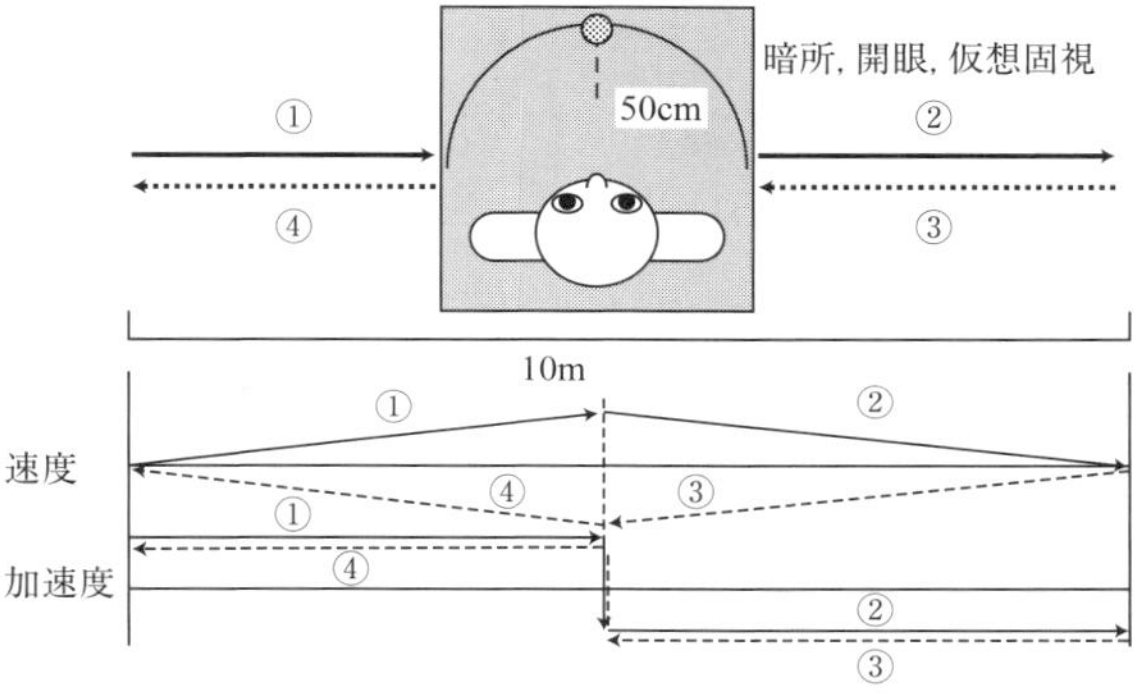

図３・２　矩形波状の直線加速度負荷．カートが①から④の順に一定加速度の動きを繰り返すときの速度パターンと加速度パターン．

モーターで牽引する方式は、まさにリニアモーターカー。定年をひかえた渡辺悟教授（故）が最後の夢を託した実験装置だった。

ちなみに、カートの往復する走行距離（ストローク）を一〇メートルに設定して〇・五Gを矩形波状に走行させると、一端から加速したカートは、最初の五メートルを約一・五秒で毎秒七メートルの速度に達し、次の五メートルを一・五秒で減速、これをくり返す。

図3・2に、このストローク一〇メートルの速度と加速度の関係を図示した。

最初の五メートル（①）はしだいに速度が上がり（＝加速度一定）、次の五メートル（②）で減速（＝加速度の方向が逆で一定）。返りの五メートル（③）では速度の方向が逆となるが、加速度は同じ方向。つまり、②、③のフェーズでは、からだの引っ張られる方向が同じとなり、〇・五Gではその時間があわせて約三秒間なのだ。もちろん、負荷加速度を小さく設定すればその時間は延びる（表3・1）。

毎秒七メートルは時速約二五キロ。五メートルの距離で時速二五キロに車をダッシュさせようとすると、F1レーシングカーくらいの馬力が必要で、からだは椅子に強く押しつけられる。ちなみに、座席はから

表３・１　矩形波状直線加速度負荷の物理的パラメータ
（走行ストローク　10 m の場合）

負荷加速度（G）	0.10	0.20	0.30	0.40	0.50
（m/s2）	0.98	1.96	2.94	3.92	4.90
最大速度（m/s）	3.13	4.42	5.42	6.26	7.00
周　期（Hz）	0.08	0.11	0.12	0.16	0.18
半周期時間（s）*	6.3	4.5	3.7	3.2	2.9

* 同一方向の加速度持続時間（秒）

だにフィットしやすいようにとレーシングカーで使われるものが取り付けられており、被験者になる若者たちには大好評だった。

概して大型装置はそうなのだが、負荷を大きくできる利点の一方で、精緻な測定には向かないことが多い。そのような適用の限界を知り、信頼できるデータが得られるようになるまでが一苦労である。

直線加速度負荷による目の動きを調べようとすると、頭部が動かないことが必須条件である。頭が動けば三半規管も刺激されてしまうからだ。試行錯誤の結果、整形外科で使う頭部用コルセットで頭を体躯にしっかり固定し、次に、ビーンバッグ（豆状ビーズの入った袋の空気をポンプで抜くとそのままの形で袋が固くなることを利用した身体固定具）で体躯を固めて頭部と躯幹を一体化させ、さらに椅子にしっかりと固定するやり方に落ちついた。ただし、横方向の加速度負荷に対してのみ有効。そんな簡単な手技を確立するのに数カ月かかってしまった。

これくらい、がんじがらめになると、全身の緊張はとれてしまうし、加速度の方向を皮膚で感じにくくなる。耳石器官の刺激効率がそれだけ高くなるのだから実験には好都合。もっとも、加速度の方向は、固定されていない膝の引っ張られ具合でわかることはわかる。

眼球運動の記録は、当時、頭部にベルト固定した赤外線カメラで目を写し、その映像を解析するやり方が主流となっていた。ところが、赤外線投影器と小型C

CDカメラは一体化するとかなり重く、頭部に装着すると加速度負荷で動いてしまうし、椅子への固定も無理。結局、電極を両目の横（外眼角）と片目の上下に張り付けて目の動きを記録する旧式の電極法（眼電位測定法）を適用。

この方法だと、横方向の目の動きに限れば画像解析法に劣らないが（Allum *et al.* 1998）、まばたきが眼球の上下の動きを見づらくするし、眼球回旋（眼球前後軸回りの回転）を見ることはできない。耳石にかかる力は、重力と水平加速度の合力、その合力の方向が変わるのだから、水平眼球運動には眼球回旋も重畳するはずだ。幸い、人では回旋の角度が一〇度以下と小さいことが救いだった。

結果をお話ししよう。

眼振は、直線加速度を矩形波状に負荷してやっても、ちゃんと出現することがわかった（図3・3参照）。ということは、ふだん、われわれが横に寝た姿勢で眼振が生じないのは、重力（一G）が周波数ゼロだからとい

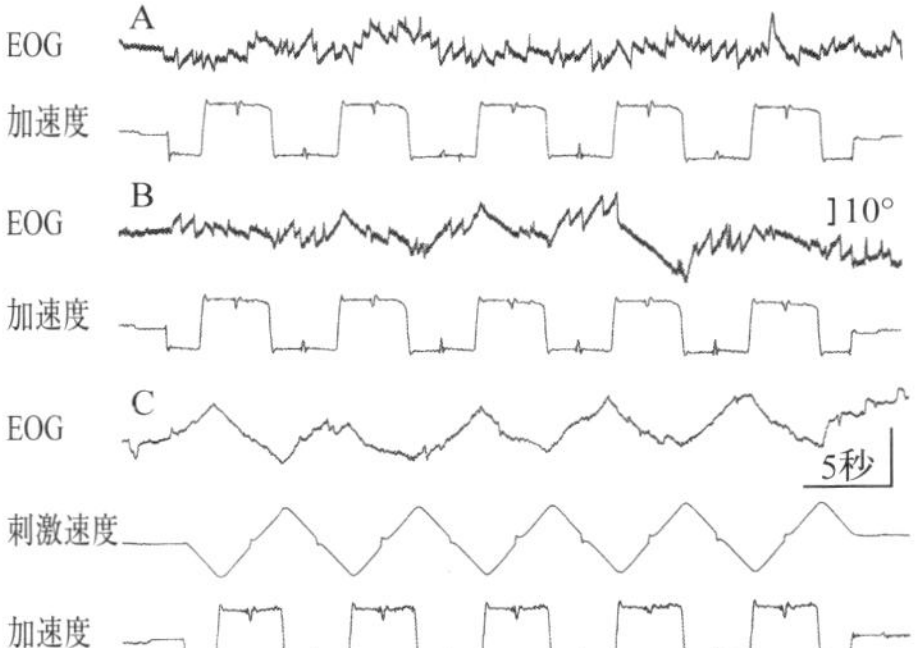

図３・３　矩形波状の側方直線加速度負荷で誘起される眼球運動のパターン（暗中、50cm前方の壁面中央を仮想固視、走行ストローク10m、±3Gで５往復を１試行）．EOG: 両眼角に置いた電極から記録された水平眼電位図（DC記録）．
A．加速度の両方向で頻繁に眼振が誘起される例；B．眼振が加速度の片側方向だけで誘起される例；C．眼振の誘起がなく耳石眼反射だけが見られる例．

う〝周波数依存説〟では説明できないことになる。

脳には、重力によって眼振が発現しないようにしている何らかの〝仕組み〟があるのだ。無重力状態になると眼振が持続して出現するといった話も聞かないので、その〝仕組み〟は容易には破綻しないようなものにちがいない。その意味で、直線加速度負荷で見られる眼振の方がむしろ特異だということになる。

この名古屋大学の貴重な直線加速度負荷装置がその後どうなったのか触れておきたい。

大型の装置は、金食い虫だ。特にヒトが被験者となる装置は安全第一なので、定期点検以外にも、少しでも変だと感じたらすぐに製作業者に診てもらうことになる。

カートを牽引するサーボモーターはカートが動く速さをコントロールするので、その誤差が積み重なってカートが少しずつ位置を移してしまい、たびたびカート位置の復帰が必要だった。装置ができて数年後、赤外線レーザーで正確に距離を検出する小型装置が実用化されたので、カート位置の自動補正が可能になり、この問題は解決された。

致命的な問題が生じた。永久磁石のブロックを列べたレール上を反発力でカートが浮上する仕組みは、走行時の振動が少ない利点はあるが、磁石は、永久ではなく時間とともに弱っていく。その弱くなるのが予想以上に早かったのである。このような大型装置には一〇年に限って維持費はつくのだが、弱くなった磁石を再生しリセットする費用のやりくりに四苦八苦。維持費が切れたと同時に廃棄の運命。残念。そして私も同時に定年退職。

半規管系眼反射は二回積分タイプの反応、耳石系は一回積分!?

日常生活では、頭部の回転を内耳の半規管で、頭部の直線的な動きを耳石器官で検出し、反射的に眼を動かして視界がブレないようにしている。

半規管刺激による眼反射の多様な反応特性については膨大な研究がある。回転椅子の軸回転刺激で容易に三半規管が刺激できるからだ。

他方、耳石器官の刺激となると容易ではない。回転椅子の回転軸を傾斜させたり、回転椅子を回転の軸から離して取り付けたりして、三半規管と耳石器官を同時に刺激することも多く試みられてきたが、耳石眼反射の特性となると、『群盲象を評す』の状態で全体像がなかなかわからない。耳石器官だけを刺激するには、やはり直線のレール上にカートを走らせる直線加速度負荷装置が最適なのだが、とにかく大型装置だ。二〇〇〇年の初め頃、世界で数機が動いていたが、この不景気の中、その後、新造されたという話を聞かない。

次にお話しするのは、今は幻となった名古屋大学環境医学研究所の直線加速度負荷装置（1993-2003）（図3・1参照）を利用した貴重な成果である。世界で動く数機の中で、唯一、加速度を矩形波状に負荷できるため、新しい切り口で耳石性眼運動の解析を可能にしていた。

反射性眼球運動を少しでも学んだ人には、実に刺激的で、「本当かしら？」と疑いたくなる内容だ。その真偽が確かめられ、説明できるようになるまでには、かなりの時間を要するにちがいない。大きな問題提起でもある。

耳石性眼運動の特徴

被験者の健康状態をチェックし、目の周囲の四点に電極を貼りつけ、胸に心電図モニター電極を貼る。電極にリード線を装着した被験者を、加速度が側方から加わるようにセットしたカートの椅子に座らせて固く固定。直径一・二メートルの半球ドームスクリーンをその椅子に固定。スクリーンの中心で視角二〇度で往復する赤色レーザー小光点を目で追ってもらい、眼球運動の大きさを数値化するためのキャリブレーション（較正）記録。ビックリ反応を避けるため、部屋を明るくしたまま加速度負荷をまず体験。以上が実験の前準備だ。

カートを覆っているアルミ製フードの扉を閉じて部屋の電気を消すと、真っ暗闇。初めての被験者が一番緊張する瞬間で、心拍数が高くなる。これから行う実験について、再度、説明を受けている間に、心拍数は落ちついてくる。

暗闇の中、目を開けて前方のドーム中心を仮想固視するように指示して実験開始だ（実際には、暗中で固視はできないが、真っすぐ前方を見ることはできる）。隣りの運転操作室では、暗視カメラモニター画面に室内のカートが映し出されており、もう一台にはヘッドホーン・マイクセットを着けた被験者の顔が大きく映し出されている。

走行ストローク一〇メートル（振幅）、矩形波モードと指定しておき、加速度負荷の大きさ、五回往復を設定し始動スイッチを押す。運転者が一番緊張する瞬間だ。モニター画面のカートがゆっくり真ん中から五メートルだけ端の方へ移動し、すぐにスピーカーからゴーゴーと大きな音が響く。自動緊急停止機能が備えられているといっても、装置や被験者になにが起きるかわかったものじゃない。緊急停止ボタンに手を置き、目はモニター画面に釘づけである。被験者の様子を確かめ、負荷加速度（G）を変えてひきつづき次の試行へ、と言った具合に緊張をともなう単純作業がつづく。

図3・3に、〇・三Gの矩形波刺激で見られる眼球運動の反応例を示した。

眼振は、〇・二G以上になると多くの人で見られるようになる。眼振には、はっきりとした急速相と緩徐相が見られるが、サッケードには緩徐相がないので判別できる。

眼振は、なぜか出やすい人、出にくい人がある。一〇人に一人は〇・五Gの大きい加速度負荷でさえ眼振がまったく出現しない。このような人では目がサッケード状にキョロキョロ動くばかりで眼振緩徐相がない。眼振がよく出る人のなかに、加速度の片側のみで眼振が出ている例をときどき見かける（図3・3B）。多くの被験者で大なり小なりこのような方向優位性がある。

一方、眼振が出にくい人のなかに、急速相を除かなくてもすでにきれいな三角波を示す人がある（図3・3C）。眼振の緩徐相が確かに前庭（動）眼反射である証拠である。眼振急速相やサッケードでもってそれを基線に引き戻しているのだ、とわかる。

眼振緩徐相だけをつなげたもの、つまり耳石眼反射だけを抽出したものを〝累積緩徐電位《るいせきかんじょでんい》〟と呼ぶ。図3・3Cは累積する必要のなかった特異な例であり、累積緩徐電位とは、人為的にそのようなカーブを作成したものだ。

累積緩徐電位は、加速度負荷が正弦波状であればそれも正弦波状（位相がほぼ九〇度ずれる）となるが、加速度負荷が矩形波状だとそれが直線となり、継続する負荷ではそれは連続した三角波になる。その直線の傾斜（勾配）が眼振緩徐相の速度すなわち目が動く速さであり、当然、負荷加速度が大きくなればその傾斜も大きくなる。

つまり、累積緩徐相（ここでは耳石眼反射）は、負荷加速度にではなく、その積分値である負荷速度に対して反応しているのだ。

連続する矩形波の積分は三角波

ここで奇妙なことに気づく。入力（加速度負荷）と出力（目の動き）の関係が、半規管刺激で知られているものに合わないのである。なにか理解を間違えているのだろうか。

図3・4に、半規管性眼振と耳石性眼振それぞれの入力ー出力の関係を模式的に示した。

有毛細胞に信号を生じさせるには、加速度刺激による慣性力が有毛細胞の毛をゆがめる必要があり、これは半規管でも耳石器官でも同じだ。眼球運動は、そのときの眼球の位置を眼電位（ＥＯＧ）として記録している。

数学的表現を借りると、時間軸上で加速度が累積された値（積分値）が速度を示し、速度を積分すると距離（＝位置）となる。つまり、刺激加速度が時間ｔのあいだ一定値ａをとるとき、速度はａ×ｔで、時間とともに直線的に増大し、位置はａ×ｔ×ｔで、時間とともに放物線状に変化する。

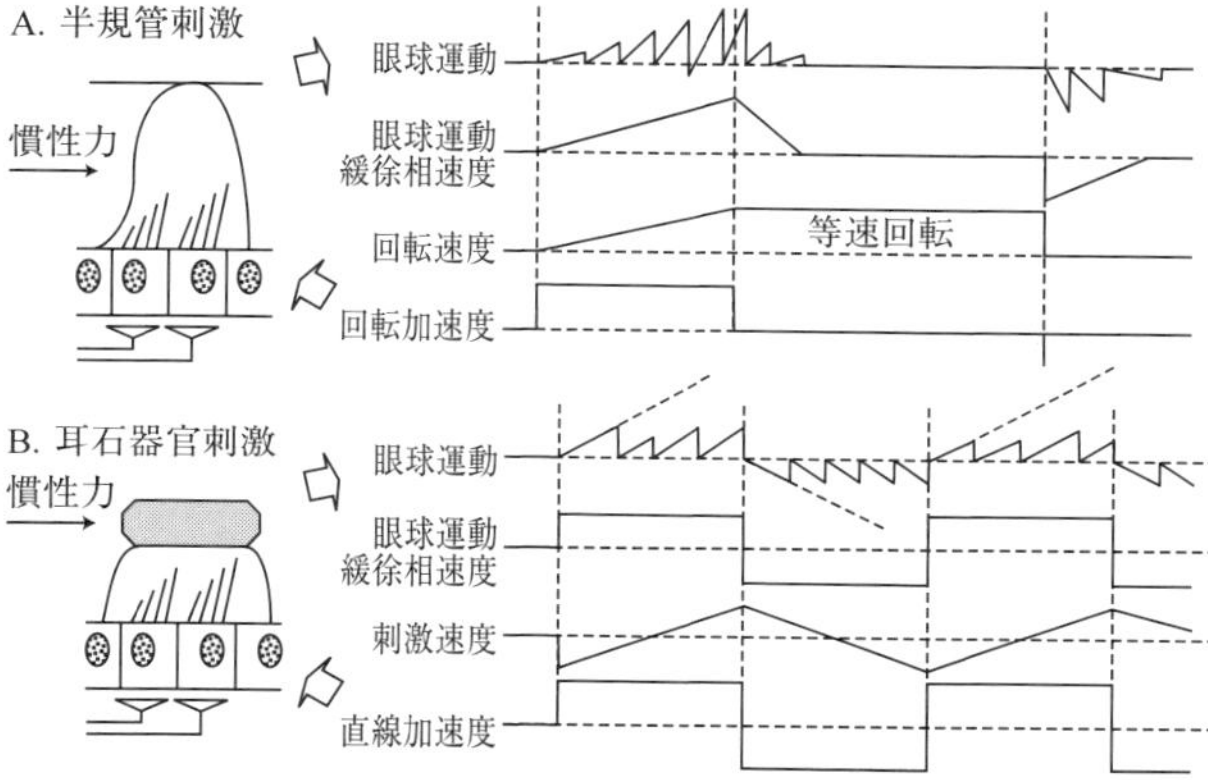

図３・４ 矩形波状加速度刺激で誘起される眼球運動を半規管と耳石器官について対比させた模式図

神経生理学の専門書を開くと、三半規管の有毛細胞の毛がひずむとシナップスで化学物質（神経伝達物質）が放出されて次の神経細胞を興奮させるが、その神経細胞の情報伝達様式はインパルス列（振幅一定のバーコードのようなもの）の密度や間隔によっており、その時点ですでに速度情報に変換されて小脳や前庭神経核に送られている、と書かれている。

三半規管の有毛細胞の毛を曲げつづけるために、回転加速度を負荷すると、つまり回転刺激の速さを一定速度で増すと、眼運動の累積緩徐電位は放物線状になることから、半規管眼反応系は二回の積分処理過程からなる刺激―反応系モデルとして描けることになる（図3・4A参照）。

一方、耳石眼反応系について同じように考えてみると、そうはなっていない（図3・4B参照）。耳石器官の有毛細胞もおそらく三半規管と同様に加速度・速度変換器で、その速度情報が脳幹の前庭神経核や小脳に送られ、姿勢調節や眼球運動に利用されていると思われる。ところが、一定加速度刺激による眼の位置は、放物線状ではなく直線的増大なのだから、積分処理は一回だけということになる（森・片山　2003）。

——だれもそんなことを言っていない、本当だろうか。

半規管の有毛細胞群は同一方向の力で興奮するように配列し、耳石器官では半側が同一方向に他の半側が反対方向に興奮するように配列する。そのことが異なった眼反射の制御様式を作り出しているのだろうか。あるいは何か別に……？

興味深い報告があった。

ネコで、卵形嚢から出た卵形嚢神経に、「前庭神経核でニューロンを変えずに、直接、外転神経核運動ニューロン（眼球の外直筋を支配）にシナップスするものがある（Uchino *et al.* 1994, Imagawa *et al.* 1995, Uchino *et al.* 1996, Ugolini *et al.* 2006）」、というものだ。つまり、耳石器官から出た速度信号がそのまま眼球を動かしている可能性があり、それなら一回の積分処理でも不思議はないことになる。

水平半規管刺激による（動）眼反射神経回路は「三つのニューロン弓を介した反射」は、医学生の常識。もし、「側方向の直線加速度刺激による耳石（動）眼反射は二個のニューロンを介した反射」が本当なら大発見だ。

垂直刺激による眼の動きは複雑

先生と学生との会話。

「先生、ちょっと頭が混乱してきました。有毛細胞が興奮するには慣性力が作用して毛をひずませる必要があるし、慣性力を作り出すのは加速度だというのもわかります。また、その結果として耳石系では一回積分の形で目が動き、半規管系では二回積分の形で目が動くのも、実際にそんなふうに記録されるのだから受け入れざるを得ない——ということになりますが……」

「何が問題かね？」

「はい、あの——今のお話は、からだや頭が水平面で回転したり横に移動するときだったんですが、垂直方向でも同じように考えてよいものかどうか……」

「あっ、そうだね、垂直方向だと、重力というパラメータがひとつ増えることになるからうーんと複雑になるんだろうね。残念ながら、私たちの直線加速度負荷実験では、体の固定が難しくて、縦方向（寝た姿勢で頭足方向に加速）はついにやれなかったんだ。世界の経済状態がこう悪くっちゃ、あのような大型装置はなかなか作ってもらえない——となると、新しい展開もあんまり期待できそうにない……」

「先生、そう悲観しないでください。僕ら若者がひかえていることを忘れないでください」

「あはっ、ごめん、ごめん。そうだった」

「そういえば、先生、回転椅子の等速回転で眼振が出なくなったときに椅子をうしろに傾斜させ重力の方向を変えてやると、消えていた眼振が出てくるってテキストに書いてあったんですが、この眼振は半規管性の眼振が再び見えるようになったんですか、それとも耳石性の眼振が出てきたんですか？」

「あー、そうだね。高橋先生の『動揺病』の本でも紹介してあったね。サルで、両側の半規管六本ともに栓をして内リンパ液を動かなくしてやったんだ。それでも回転中に体位傾斜させると眼振が出たっていうから、耳石性ということになるね」

「あのー、その回転中の傾斜で出てくる眼振なんですが、それは傾斜している間、ズーと続くんですか、それともだんだん消えていくんですか?」

「うーん、どれだけ長く続くんだろう。よく知らないね」

「もし、長く消えないとすると、耳石系に速度蓄積機構がない……ということになりませんか? 半規管系では速度蓄積機構があって耳石系にそれがないんなら、処理の過程が一つ少なくても……?」

「なるほど、するどいね! 〝後眼振〟が出るか出ないか見ればはっきりするだろうってわけだね」

「あのー、先生たちの直線加速度負荷装置の実験で〝後眼振〟はなかったんですか?」

「あー、注意はしてたんだがね。カートが急に止まった後、それらしいものはついに見ることはなかった。だけど、だからといって耳石系では後眼振がないとは言えないんだ。回転刺激で速度蓄積機構を観察しようとすると、一〇秒以上の負荷時間が必要だっていうからね」

「……」

「あーそうだ! 直線加速度負荷装置を使った私たちの実験で、他にも、奇妙なことが見つかっているんだ。ついでにお話ししてみよう」

目の動く速さが左右方向でちがう不思議 ─ドリフトの怪─

前庭性の眼振誘発には方向優位性

実験はやってみなければわからない、とはよく言われること。予想通りにならなかったり、奇妙なことが見つかったり、それらすべて含めて研究はおもしろい。

ヒトを対象とした研究では、まず大きな個人差に悩まされる。その個人差をタイプ分けしたり、なにか共通する特徴がないか探すことから始まる。

真っ暗闇で、横方向に直線加速度負荷装置を矩形波状に往復させると、眼振が頻発する被験者、ほとんど出ない被験者さまざまだが、眼振が出やすい、出にくいは、同じ被験者で次の日にやっても、あるいは数カ月後にやっても傾向は同じなので、各個人に固有のものといえる。

また、眼振は、力（加速度）が右の方から加わるときと左の方から加わるときで、出やすさに違い（方向優位性）のある者が多いが、これも各個人に固有のものだ。

眼振がよく出る人で、その出やすさの方向優位性をみると、半数で左右非対称がかなり強く、なかには、片方の加速度方向でほとんど眼振が出ないといった極端な例も見られる（図3・3B参照）。

このような左右非対称が極端な人で累積緩徐電位を作成すると、三角波がどんどん眼振の出ている方にかたよっていく。基線が偏倚《へんい》しているとか、ドリフトしている、などと表現する。三角波の勾配が目の動く速さを示すのだから、右方向と左方向で眼の動く速さが極端に違うことになる。

被験者はほとんどが運動部の大学生。視機能に左右差はなく、ふだんの生活にもまったく不都合がない、となるとまったく不思議だ。

眼球運動の速さは、本来、左右同じ

加速度負荷五回往復について作成された累積緩徐相のドリフトは、常に眼振の出ている方向に向かい、眼振出現の左右非対称が強いほどドリフトの勾配も大きい。となると、その発生源は明らかに生体側にあり、人工的産物ではない。

三角波の変形の具合から、重畳しているドリフト成分は単純な直線的成分だろうと推測できた。もしそうなら、ドリフト成分を幾何学的に除いてやればよいことになる。

図3・5がこの問題の図解である。

目の動き（EOG）から急速相を取り除いた累積緩徐電位について、ある一つの辺の勾配（図3・5右図、ACの勾配m）と、次の三角波の起始点の〝ずれ〟からドリフトの勾配（ABの勾配n）が読み取れるので、その値mとnから勾配Sを導くとS＝―(m－n)／(1＋mn)―の関係にあることは、ピタゴラスの定理や三角関数を勉強した数学好き

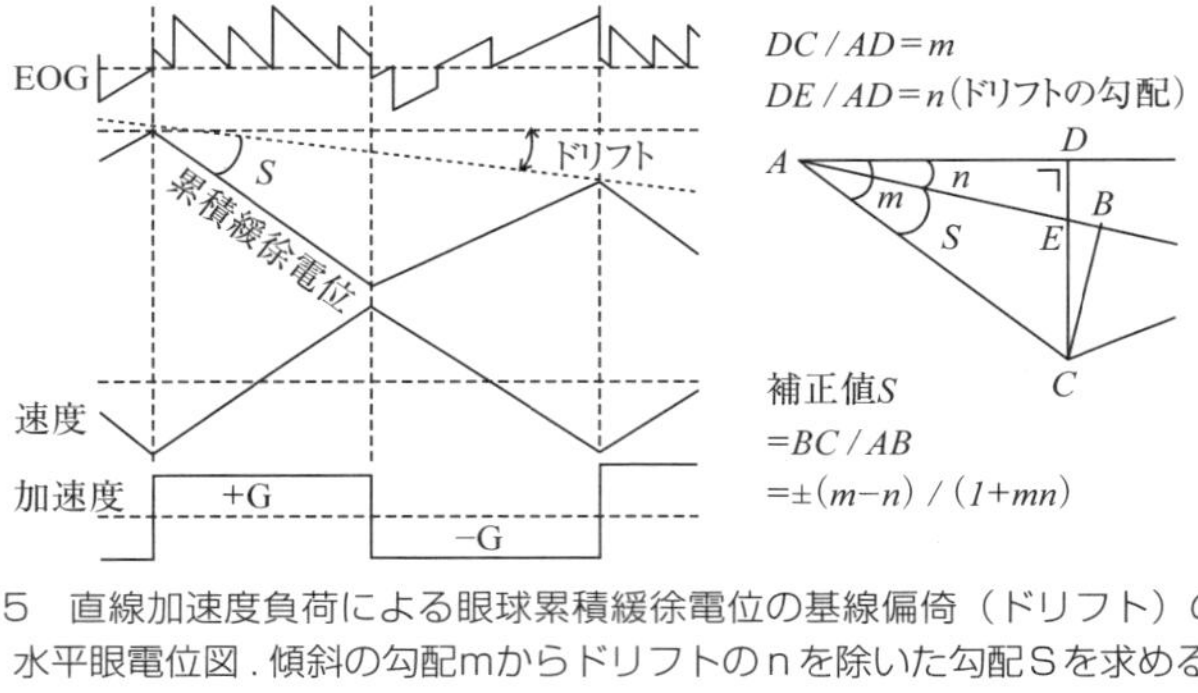

図３・５　直線加速度負荷による眼球累積緩徐電位の基線偏倚（ドリフト）の補正. EOG、水平眼電位図. 傾斜の勾配mからドリフトのｎを除いた勾配Sを求める.

の高校生なら簡単に求まるだろう。

このようにして補正されたS値（勾配）を左右両方向（図の加速度＋Gと-G）について比べると、「差なし」と結論できた。すなわち、「本来、耳石眼反射の眼球運動速度は左右同じ」という、とても基本的で大切なことがわかったことになる。当時大学院生だった片山の博士論文となった（Katayama and Mori 2001）。

実は、〝耳石眼反射の速度は左右対称〟を指摘した報告は既にあったのだが（Lempert *et al.* 1998,1999）、そこで使われた加速度負荷の矩形波は時間が〇・五秒程度と短く、負荷は一回だけ、しかもあまりきれいではない直線から眼反射勾配を測ったため、疑いの目で見られていた。

だけどもう大丈夫。確かに、耳石眼反射の眼球運動速度は、本来、左右対称なのだ。

ドリフトは、半規管眼反射でもよく見られるが、視運動性の眼反射や眼振では起きない。ただし、視運動性の〝後眼振〟は速度蓄積機構の出力で、前庭感覚入力の影響下にあると考えられているのだから、起きても不思議はないことになる。

とにかく、ドリフトは〝前庭性〟の眼反射に特有な現象なのだ。また、ドリフトは、同じ被験者の別の日の記録でも同じように見られるので、これも各個人に固有のものだ。

おそらく、各個人が感覚・運動機能を確立する過程で生じる身体機能の左右差が、目の動きに反映されたものと思われる。私たちの実験で、数十名の被験者の、利き腕、利き足、利き目、スポーツ歴、に注目してみたが、ドリフトの左右差とのあいだにはっきりとした関係は見出せなかった。

いずれにしても、この不思議なドリフトは、眼球運動の急速相に吸収されてしまうので、現実には、目がどちらかに片寄ってしまうことはないし、目の動く速度が左右方向で違っても、ふだんの生活に支障はなさそうだ。

脳は、他の感覚を犠牲にしてでも視覚を優先させる!?

直線加速度負荷装置を使った私たちの実験の最終目的は、耳石刺激と視覚刺激を組み合わせたとき、目はどのように動くのか調べることだった。

(そんなの簡単に調べられるさ……だって、真っ暗闇でカートを走らせて耳石眼反射を記録し、次にカートが動いていないときの視運動性眼反射を記録、最後に、視覚パターンを見せながらカートを走らせて目の動きを記録しさえすれば、あとはパソコン画面上でそれぞれの条件で動く目の速さを比べるだけ――すぐにけりがつくさ――)

そう考えたのも無理はなく、〝椅子回転による半規管刺激〟と〝視運動刺激〟を組み合わせた研究はすでに多くの報告があり、その結果は、目の動く速さは、目の動く方向(あるいは眼振の方向)が同じときにはそれぞれ個別に測った値の加算となり、相反する方向のときにはそれらの差分の値となる、ようするに両方の眼反射の単純な加減算になる、というものだった。

さらに、椅子回転刺激に直線加速度刺激を組み合わせてやっても、目の動きは単純な加減算になるというヒトやサルの報告もすでにあった（Raphan *et al.* 1996; Paige and Seidman 1999）。私たちの実験は、加速度負荷のパターンが矩形波状であることだけが新しく、おそらくこれまでの報告と同じ結果になるだろうと予想していた。

ところが、実験というものはやってみないとわからないもの。

「視・耳石相互作用」実験

暗中で目を開けて、見えない眼前のスクリーンの中心を見ているように指示しておき、矩形波状に〇・三Gと〇・五Gの加速度それぞれ五回往復を横方向に負荷する。〇・三Gは被験者全員が眼振を誘起する中等度負荷（実は、眼振の出やすい被験者をあらかじめ選んでおいた）、そして〇・五Gは、装置が作り出す最大加速度。

暗中の耳石眼反射で目が動く速さにはかなり個人差がある。〇・三Gで、三～一五度／秒、平均六・五度／秒程度（目の動く速さはこのように角速度で表現）、それが〇・五Gになると五〇％ほど速くなる。もちろん、ドリフトをとり除いた眼運動速度である。各個人の値は、日が変わっても比較的安定だ。

視運動性眼反射の速度を決めるには、ランダムドットパターン（いろいろなサイズの黒点が散在する視覚刺激パターン）をぼんやりと半球ドームスクリーンの中央で眺めるように指示し、三〇秒ほど右から左、次に左から右、といったぐあいにパターンを走らせる。それぞれに数秒後から自己運動感覚（ベクション）が出現してくる。視運動性の眼反射速度はベクションによって影響されることはなかった。

視運動性眼反射も、累積緩徐電位は直線状となり、その勾配から眼反射速度がわかる。視覚パターンを走らせる速度は、ゆっくり（二〇度／秒）、中等度（四〇度／秒）、速い（六〇度／秒）の三段階とした。二〇度／秒はゆっくりとした速さで、緩徐相速度も二〇度／秒となるが、六〇度／秒の速さは目が追従できるほぼ限界で、パターンの点模様は見づらくなる。このときの眼反射速度は刺激速度の六〇～八〇％くらいになる。

「組み合わせ刺激」でやっかいなのは、酔いの出現だ。できるだけ酔い症状は出ないでほしい。

加速度の大きさが〇・三Gと〇・五Gの二種類、視覚パターンの速度が毎秒二〇度、四〇度、六〇度の三種類でそれぞれ左向きと右向き。これら全部をやると一二通り、つまり各被験者につき一二試行となる。一試行は五往復で、一試行にかかる実時間はせいぜい一分なのだが、酔いが起きないように各試行のあいだに数分の休憩をおく。

被験者は、がっちり椅子に固定されたまま一時間以上耐えねばならない。それだけでも苦行だ。まして、酔いを感じ出すと、次の試行に移るまでの休憩を長くとることになり、とても固定に耐えることができない。そこで、実験を二回に分け、同じ被験者で、第一実験と第二実験を、日を変えてやることにした。

第一実験は、視覚パターンの走る速度を四〇度／秒だけにして、加速度の方を〇・三G、〇・五Gの二種類。第二実験は、加速度を〇・三Gだけにして、視覚パターン速度の方を二〇、四〇、六〇度／秒の三種類。これにより、〇・三Gで四〇度／秒の試行が第一と第二実験で重複するので、両者に違いのないことがわかれば、一つの実験として取り扱うことができると考えた。

被験者は運動部から募った大学生。授業のないところを見計らっての実験だ。実験は一日にせいぜい三

〜四人が限界。五名に一人は酔いのため実験中止。期末試験の前ともなると、体調をくずしたり、睡眠不足になりがちとなり、酔いやすい。酔いやすい者はだいたい二度目も酔いやすい、などなど。やっとのことで、目標とした二〇名のデータがそろった。

不都合となる耳石眼反射は抑制される！

さて、解析だ。急速相の削除やノイズの削除には作業者のくせと学習効果が出るので、計測に慣れた大学院生の片山（現、名古屋女子大学准教授）が担当。

視覚パターンが一方向に流れている間にカートが五回往復して一試行だから、一試行中に、耳石性眼振の緩徐相と視運動性眼振の緩徐相が、同方向になったり逆方向になったり、を繰り返すことになる。両刺激の緩徐相が同じ方向とは、からだが左に動けば視界が右に流れるので、刺激としては比較的自然である。ちなみに、このときの両刺激の緩徐相はともに右方向。

なお、このように刺激を組み合わせると、視運動性眼反応の方が圧倒的に優勢となる。いかに目からの情報が大きな分担を占めているかわかるというものだ。したがって、その中で加速度の影響を見ようとすれば、累積緩徐電位の勾配の変化として見ることになる。

これらの予備知識をもとに、図3・6を見てもらいたい。一試行中の累積緩徐電位をながめると、視運動性眼振と耳石性眼振の向きが同じになるとき、つまり〝両方の緩徐相が同相〟になるとき、〝逆相〟に比べ、勾配はあきらかに大きい。

（やっぱりそうか。これまで言われてきたことを確かめただけということか。あれー、それにしても何か変だぞ――）

予想では、視覚パターンだけを走らせた緩徐相速度をA（度／秒）、暗中にカートだけを走らせた緩徐相速度をB（度／秒）とすれば、両刺激を組み合わせたときの眼振緩徐相は同相で「A＋B」、逆相で「A－B」となるはずだった。

ところが、実際には必ずしもそうはなっていなかったのである。

まず、両刺激の緩徐相が同じ方向で「A＋B」と単純な加算となったのは被験者群の約半数だけで、他の半数の群が「A＋B＋α」と予想よりかなり大きい値となった。前庭が刺激されていると、動くものを見る能力が高くなることが知られているので、まあそんなところか、と納得する。

さて、「何か変――」なのは、両刺激の緩徐相が逆相の不自然な刺激条件のときだった。緩徐相逆方向なのだから、緩徐相速度は「A－B」であるはずなのに値は「A」なのだ。また、緩徐相同相で「A＋B

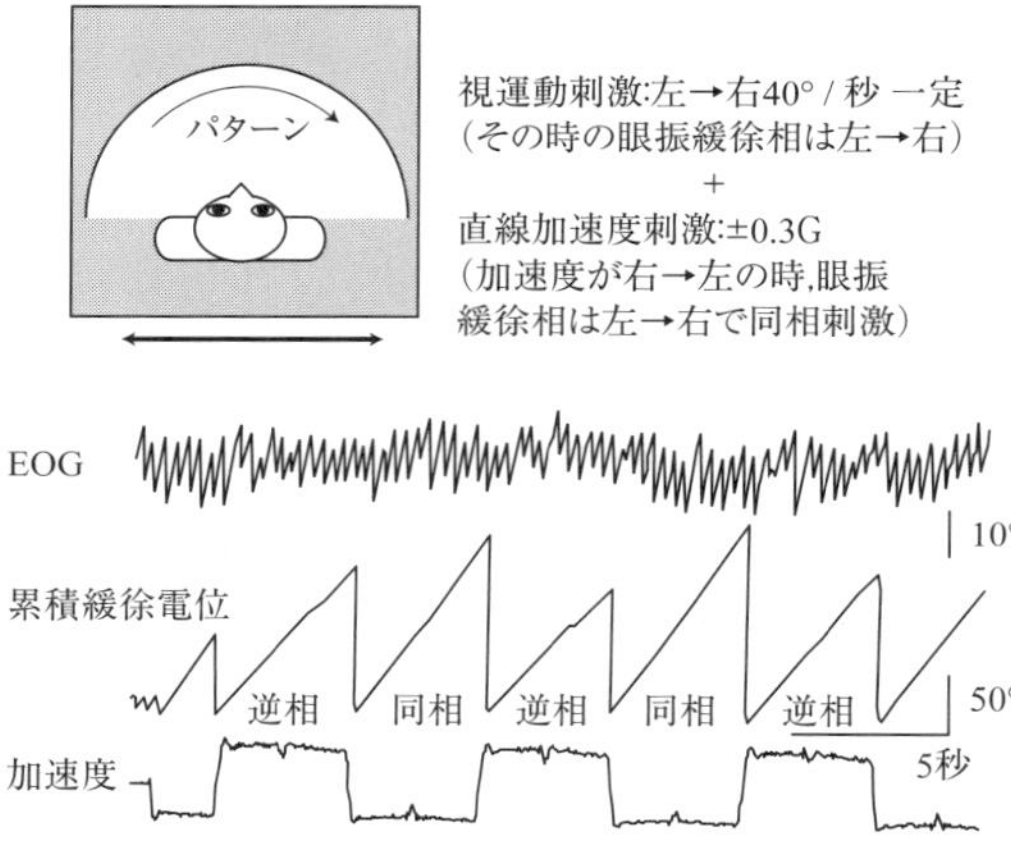

図３・６　視運動刺激と直線加速度刺激の同時負荷による眼球運動．水平眼電位図（EOG）からは見えないが、眼振の急速相を除去した累積緩徐相電位を見ると、その傾斜の勾配（つまり眼球が動く速度）が加速度の方向によって異なっていることがわかる．

＋α」となったグループでも、逆相では［Ａ＋α］だった。

（これは単なる減算なんかじゃない。耳石性眼振が起きていないんだ、抑制されているんだ！）

実際、からだが右に加速されているのに、パターンがスクリーン上をもっと速く右に流れるような不自然な刺激条件だと、パターンのドットは尾を引いたように不鮮明に見え、異様な感じがしだいに不快となり、ついには動揺酔いである。実験の結果は、そのような不自然な状況では耳石眼反射が抑制されてしまう、と考えさせるものだった。

（本当だろうか？　そんなことがあるなんて聞いたことがない。ひょっとすると新発見かも……注意深くやらなくっちゃ――）

文献を注意深く見直した。

（えっ！　この図、これって同じことを見ているじゃない！　やっぱり、世界は広いな――それにしても、どうしてそこんところをちゃんと記載していないんだ！）

不思議なことに、その論文（Buizza *et al.* 1980）では、そこの記述を意識的に避けた気配があり、文脈が明らかに不自然なのだ。本人は気づいていたにちがいない。おそらく査読者からの反論に抗しきれずその部分を削除して掲載を急いだに違いない。学術雑誌ではよくあることだ。

かれらの実験は、私たちの実験と設定が似ており、ただ、負荷が矩形波状ではなく正弦波状の加速度だった。刺激が正弦波状だと、眼振緩徐相をつなげた波形も速度に変換した波形も正弦波状となるので見づらいのであるが、両刺激の眼振の方向が逆相となるところでは明らかに緩徐相速度が抑制されている波形なのだ。

記述こそなされなかったが、そのような図が掲載されていたことで、私たちに自信をもたせることができたのだから、その論文は大いに貢献したことになる。案の定、私たちの論文も、投稿してから掲載可となるまでに二年以上かかってしまった（Mori and Katayama 2005）。

さらに、後になって知ったことだが、ＰＥＴ（陽電子放射断層撮影）やｆＭＲＩ（磁気共鳴機能画像）を使った最先端の研究で、私たちの結果を予測するようなことがすでにドイツのグループによって報告されていた（Brandt *et al.* 1998; Dieterich *et al.* 2003）。

その報告によれば、視運動刺激によるベクション誘発時には、前庭皮質（前庭系が投射される大脳皮質）の活動が抑制され、一方、前庭器官からの入力が優位の状況では視皮質（網膜からの情報が投射される後頭部の大脳皮質）が抑制されるような相反性抑制のメカニズムがあって、感覚のミスマッチが起きないようにしているのだろう、というのである。

これを空間識の視点から表現するならば、『我々の空間識は、それまでの経験に基づいて空間内での我々の存在を一義的に決定することを要求し、一つの感覚入力が他の感覚と矛盾する場合には、どちらかを抑制して、空間識の分裂を防ぐ機構になっているのではないかと推察する（内藤泰　2003）』、ということになる。

私たちの実験結果もまた、矛盾する〝視覚・耳石〟刺激環境においては、耳石眼反射を抑制してでも視覚を優先させようとする脳内機構の存在を、より直接的、具体的に示したことになる。

無重力下で影響を受けるのは「空間識」のZ軸とX軸!?

視覚は、自分と自分の周りの関係（すなわち空間識）を認識するのにもっとも重要な情報を提供してくれる。空間識の話を進めようとすると、まず、からだのXYZ座標の表記についての約束事を知っている必要がある。

われわれが学校で習う数学の座標は、横軸がX、縦軸がY、前後軸がZである。ところが、ややっこしいことに、からだについては、横方向がY軸（右が＋左が－）は同じだが、X軸はからだの前後方向（前が＋後が－）、Z軸はからだの長軸方向（頭方が＋足方が－）、で表す慣例になっている（図3・7）。

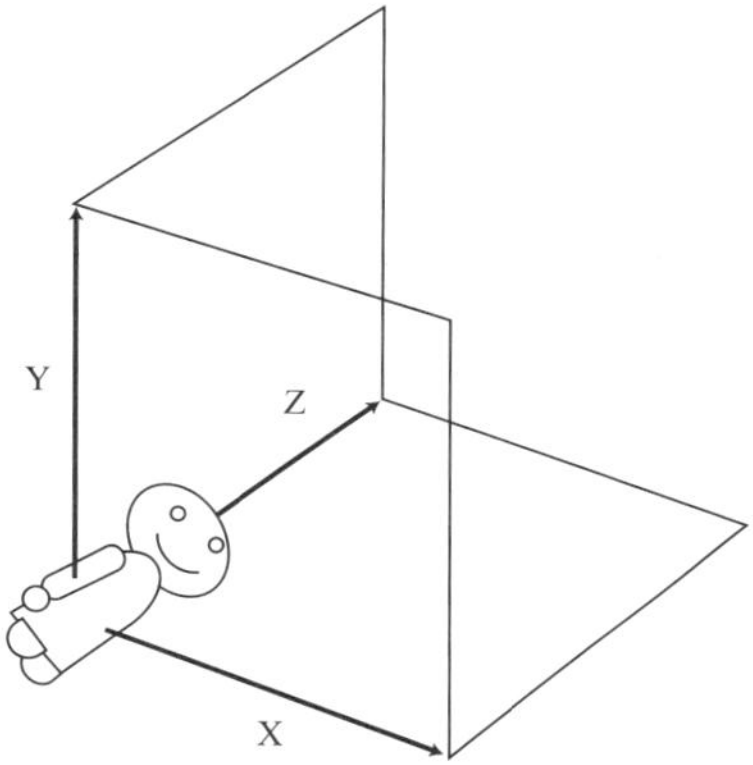

図3・7　身体座標（X、Y、Z軸）の表示方法

したがって、からだが前後に揺れるならばX軸方向の揺れ、横に揺れればY軸方向、上下に動けばZ軸方向の動きであり、重力がからだに加わる方向を記述するにも、立位ならばZ軸方向、仰臥位ならばX軸方向、横臥位ならばY軸方向と、身体座標に合わせて記述する。

さて、空間識は、われわれが自分の脳内に構築する主観的なものだ。その座標はやはり身体座標で表し、からだがどんな姿勢であっても、重力がどちらの方向から加わっていようが、X軸はからだの前後方向、Y軸は横方向、Z軸は上下方向を表すことになる。

身体の座標軸と外界の座標軸

口、耳、鼻など、自分の身体の部位が見えなくても、正しく指をもっていくことができる。それは、からだの身体座標がしっかりと脳内に構築されているからだ、と考えることができる。自己の身体XYZ座標が脳内に強固に保存されている証拠に、手や足を事故で失った人は、そこにあたかも自分の手足があるかのごとくに感じる。幻肢と呼ばれる錯覚現象だ。

発育段階でひとたび脳に自己の身体座標が完成すると、もはや、目を閉じていてもどんな姿勢になっていても、また視覚障害者や前庭障害者でも、正しく自分の鼻や耳をつまむことができる。このような身体座標は内的座標と呼ぶことがある。

これに対して外界の座標は、外的座標だ。外的座標は、自分が体性感覚と前庭感覚から描き出す「重力」という垂直軸に、経験的に見当づける視覚的な垂直軸を重ね合わせた観念的な座標である。

「空間識」は、これら内的座標と外的座標の相対的関係を、意識下（無意識）にいつもモニターしている高次な感覚と言い換えることもでき、そのような相対的関係が正しく把握されているからこそ的確な「予測動作」が可能になる、と考えるわけだ。

空間識の視覚依存

ところが、この外的座標が問題で、いろいろな状況で影響を受けやすい。

床が水平なのに、柱、天井、壁、窓が傾いた「ビックリハウス」に一歩踏み込んだとたん、上体が傾斜の方に強く引っ張られ、あわてて足を開いて踏みとどまる。目から入る「垂直」と体性感覚や前庭感覚から入る「垂直」との不一致が脳を混乱させるのだ。

もしビックリハウスが宇宙船の中だったならどうなるだろう。当然、傾いた柱、天井、壁、窓を垂直と判断してしまう。

実際に、宇宙に長期滞在すると、このような「主観的垂直」は、周囲の視覚環境に影響されやすくなるという。そんな実験例を第一章でも紹介した。

暗室の大きなスクリーンに、被験者が自分の操作で縦の輝線を垂直に提示できるようにしておき、それを取り囲むように提示した四角の輝線を実験者がいろいろに傾斜させると、その「主観的垂直」は四角に引っ張られて傾斜するが、長期滞在から帰還した宇宙飛行士でテストすると、この「主観的垂直」のずれが飛行前より大きくなっている、というものだ。視覚への依存度が大きくなったと解釈されている。

宇宙の無重力下で視覚依存度が大きくなった空間識が、視覚入力を遮断されてしまうとどうなるか、いくつかの宇宙実験が教えてくれている。

落下着地実験（ドロップテスト）では、スペースシャトル船内の天井に被験者が目を閉じてぶら下がり、床からバンジーコード（太いゴムひも）で腰を引っ張って重力を模擬し、ぶら下がり棒の支えを被験者にわからないようにはずして着地させる。床が足下一〇～一五センチとわかっているはずなのに、飛行開始から数日たつと、うまく着地できなくなってしまう。地上で獲得された空間識の座標がもはや役立たず、Z軸上の時空間定位（予測）ができなくなってしまうのだ。目を開ければちゃんとできるのに。

シャトル船内で目を閉じ、腕をあげて真正面を指さすと、方向が下方にずれてしまうという実験を思い出してほしい。腕の重さがなくなったのだから上方を指さしそうなものなのに、そうはならない。数日後にやっても、少しは改善しているがやはりずれている。私たちが、放物線飛行の短時間の無重力でテストしても被験者たちは同じように下方を指さした。脳は、腕の重さがなくなったことを知ったうえで、そこが真正面だと判断するのだから、やはり空間識のZ軸が視覚なしではうまく機能しないのだ。

頭を前後、左右、横方向に振って前庭眼反射の大きさ（振幅）を宇宙滞在の途中で調べると、上下方向だけが飛行前に比べて小さくなる。これも、空間識のZ軸への影響を反映したものであろう。

目を閉じて、正円や立方体図形（サイコロなど）を描いたり、自分の名前を横と縦に書いて、宇宙飛行の前と比べてみると、横では差はないのに縦だけが短くなる。空間識のY軸（横方向）は影響されていないようだ。

宇宙滞在から帰還した直後（三時間後）に、床に描いた直角二等辺三角形の線上を目を閉じて歩くと、直角のところも鋭角のところもほぼ正確な角度で曲がることができるのに、曲がり角までの直線距離が短かすぎたり行き過ぎたりしてしまう。無重力で影響を受けた空間識はX軸（奥行き）方向の判断にもおよんでいそうだ。

Z軸座標、X軸座標の目盛《めもり》

無重力下では、空間識の垂直（Z軸）と奥行き（X軸）感覚がうまく作れず距離感が狂ってしまう……、これを視覚で補わねばならない、となるとちょっと心配になる。われわれの視覚はそれほど信頼性が高くないからだ。

本来、物の見え方そのものが、縦（Z軸）方向にしても前後（X軸）方向にしても、かなりあいまいなのだ。たとえば、実験心理学では、『垂直面で異なる方向にある等距離の二円盤が等大に見えなくて、正面あるいは斜め下方向の円盤が大きく見える』『奥行き方向線を二等分すれば遠点にある円盤は近点にある同じ直径の円盤の半分に見えるはずが、それよりもやや大きく見える』といった〝視空間知覚〟の特性が知られている（『錯視の科学ハンドブック』2005）。

つまり、地上のふだんの生活環境でも、脳が作りだす空間座標のZ軸（主観的垂直）やX軸（奥行き）は、その目盛が物理的な尺度とくい違っているということになる。映像で見る遠近感と、自分の目でみる遠近感がかなりちがうことも日常よく経験することだ。

正確である必要がないのかもしれない。重力は、地表を歩き回る生物が自己を定位するさいに最も信頼の置ける座標軸だ。重力環境が不変であるがゆえに、精巧な検出装置と複雑な制御機構を発達させる必要がなかった、と考えることもできる。

大空を飛ぶ鳥は遠くのエサを見つけるための特別の網膜の構造と視覚神経回路を発達させ、渡り鳥はさらに地磁気を利用した方向探知器、回遊する魚は鋭敏な嗅覚と温度センサーを発達させ、自分の位置を認識する。

これに対してヒトは、自由に動かせる手足と、高い適応性（可塑性）と柔軟な思考力（想像力）をもつ脳を発達させた。その目はそれほど立派ではなく、顔面に二つが横にならぶだけだ。三つ目小僧の目をもつ必要がなかったのである。そのヒトが、道具を発達させ、鳥のように空を飛び、魚のように水中を動き回り、さらには重力の束縛からも抜け出ようとするのだから、いろいろな不都合がおきて当然なのかもしれない。

遠隔操作による腹腔内手術が盛んになってきた。遠隔操作で僻地の患者を外科手術することも夢ではなくなった。遠隔操作する鉗子やピンセットで臓器や組織をつかむ感覚が自分の手にそのまま伝わる技術開発が進んでいる。バーチャル・リアリティ（仮想現実）と呼ばれるこのような技術は、地球に居ながらにして自分を月面に運んでくれる調査ロボットの実現を予想させる。そのときにも、脳が作り出す時空間と実際の距離や時間のずれが混乱の原因となることが心配される。

先生と学生との会話。

「えっ、そうなんですか。低いところで月が大きく見えるのは、空気層のレンズ効果だけじゃないんですね。──そういえば、山で星空を眺めるとすぐ近くに迫ってきて感動しますが、あれも視空間知覚の特性ということですかね」

「うん、そうらしいね。主観的Z軸、X軸なんて脳が勝手につくりだすもの、その目盛もひとさまざま、だから定規や秤が必要、ということかな。見かたをかえれば、その感覚のあいまいさが、環境が変わったときに適応しやすくしているのかもね」

「先生、思い出したんですが、われわれは、本来、上を見るときと下を見るときで、目の動く速さが違うと何かで読んだように思うんですが……それは重力があるからです――ね？」

「そう、視運動刺激を縦方向に走らせて緩徐相速度を比べると、下向きの方が遅くなるね。ところが、無重力状態になるとその上下の違いがなくなるそうだから、重力のせいだと考えることになるだろうね。なぜ下向きの方が遅くなるのか納得できる説明をきかないね。ふだん、下を見るのは近くを見るときだから、時間をかせいで、両眼の内向き輻輳《ふくそう》反応や瞳孔の調節反応をしっかり起こさせて良く見えるようにする、ということかしら……」

「左右方向に動く眼の速さは無重力で影響されないんですか」

「うーん、空間識の横方向（Y軸）が影響されないというのだから、そういうことになるんだろうが、なにせ宇宙滞在の開始から数日後の計測だからね。最初の数日はなんとも言えない、というのが本当のところかな」

「もうひとつ。――宇宙実験で、目を閉じて、前方を指さすと下方にずれるし、帰還直後では姿勢がふらつく、直角二等辺三角形の上を正確に歩けない、などなど。先生は空間識の乱れでこれらを説明されましたが、萎縮した筋の興奮性が変わってしまっている、ということはないんでしょうか？」

「問題のところだね。下肢ヒラメ筋のH反射（膝窩《しつか》部電気刺激による単シナプス性の誘発筋電図）が測られたことがあるんだ。シャトル飛行中はズーと反応が小さくて、帰還直後には異状に大きくなったと報告されたんだけどね。H反射はちょっとしたことで大きく変化するから、とても実験自体がむずかしい。だから、なにを見ているかわからない、と反論されても仕方がないんだ。だけどね。目を開けて見ておれば地上と同じようにちゃんと動作ができるんだから、筋の興奮性自体はあまり変化していないんじゃないかな……うーん、だけど長期宇宙滞在したラットの脊髄で神経細胞の活性が変化していた、という日本の研究者の報告がある。もっと調べる必要がありそうだね」

「あのー……」

「えっ、まだあるの？〝かすみ〟のかかり始めた私の脳がそろそろ悲鳴をあげそうだよ」

「先生、逃げないでください。それじゃ、コーヒーを一杯持ってきます。砂糖なし、でしたよね。ケーキもありますが……」

「ケーキはいらないよ。糖尿病予備軍だからね」

刻々と変化する「空間識」の怪

「先生、少しは休憩になったでしょうか」

「うん、少しはね」

「それじゃ、もう少しお願いします。えーと、空間識の話ですけど——主観的垂直は、自分が傾いたり、あるいは周囲の景色が傾いていたりすると、実際の重力の方向から容易にずれてしまうということでしたね」

「あー、そうだね」

「それじゃ、頭が動いて三半規管も刺激されると主観的垂直はもっと不安定になり、どこが重力の方向かわからなくなってしまう、ということにはならないでしょうか――」

「もっともな話だね。ただし、〝不安定〟という表現は当てはまらないように思う。それなりのルールにしたがって反応していると考えるべきだろうね。メルフェルド博士らの実験がそのことをうまく示してくれていると思う」

メルフェルドらの実験と「脳内モデル」

メルフェルドらの実験は実に巧妙で興味深い（Merfeld *et al.* 1999）。

回転椅子に座り、バイトボードを口にくわえ頭部を動かないようにして回転。回転速度は二〇〇度／秒。二分半の回転後、急に停止し、ただちにからだを寝かせると重力の方向がずれて感じてしまう。そのずれた重力方向をすぐに言葉で報告してもらうのだが、寝かせたときの顔の向きを、上向き（〇度）、下向き（一八〇度）、左向き（九〇度）、右向き（二七〇度）、それぞれの中間、と全部で八方向について調べ、さらに、そのときの後眼振の緩徐相速度を測定する実験である。

異様な感覚や動揺酔い症状が生じるなかで、主観的な方向のずれ感覚を言葉で表現してもらい数値化しようとすると、実験に慣れた被験者が必要になる。ちなみに被験者数は八名。かなり大変な実験だ。

椅子の回転が反時計方向（頭の上の方から見て時計の針と反対の方向、すなわち自分の左に回転）だと、急停止後、回転と反対方向の回転感（ベクション）と後眼振が現われ、そのとき上向きに寝かせると、重力の方向が自分の右にずれているように感じる。この実験の巧妙なところは、回転直後の姿勢を左四五度に寝かせたとき、このずれが本当の重力方向に重なるように椅子回転の速さを設定しているところだ。

つまり、回転直後四五度左横臥位では、仮想の重力が実際の重力に加算されることになるし、二二五度左横臥位（＝四五度右横臥位）では仮想重力分だけ実際の重力より小さくなるはずだから、脳がその結果に合わせて目を動かしているのであれば、当然、横臥位の角度に依存した目の動きが見られるに違いない、と考えた。

実際に、横臥位八方向について、感覚される重力方向のずれと後眼振緩徐相速度の大きさをグラフにすると、実にうまく相関していることがわかった。

ようするに、耳石器官と半規管からの情報が脳内で統合される様子を目の動きを通して眺めただけでもわかるように、脳内の統御機構というものは、ある法則性にしたがっており、脳内モデルとして数学的に記述できる、というわけだ。

「うーん、なるほど。重力情報も〝脳内モデル〟でいちど処理されてから出力される、われわれはその出力を感覚している、ということですか。だから、ふだん、重力で耳石の有毛細胞が興奮していても、眼振として出現しないように脳内モデルが処理している、というわけですね。

……だけど、先生。この実験の結果からすると、三半規管もまた重力検出をやっているということになりませんか？」

「いや、検出しているわけじゃない、かん違いしないように。からだはもう回転していないんだ。だけど、後眼振を生じさせる速度蓄積機構の神経ネットワークが、重力を感覚する神経ネットワークに組み込まれているということだ」

「重力を感覚する神経ネットワーク――、うーん……先生、ひょっとして、そのネットワークには、上下左右をはじめ方向感覚に役立ちそうなあらゆる情報が取り込まれるようになっている、とおっしゃりたいわけですね」

「あはっ、先をこされちゃったな。まー、そんなところだ」

「そうだとすると、先生。ふだんの生活の中でわれわれが動き回っているときには、いつも視覚、前庭、体性感覚が同時に刺激されているのですから、感覚される重力の方向もいつも変化していることになりませんか?」

「そういうことになるね。新しく入ってくる空間識座標の軸は、状況に応じて刻々と変化しているってことかな。その意味で空間識という概念は、三次元の空間座標に時間が加わった四次元座標として理解されるべきだね」

スケーターの回転、バレーダンサーの回転

「だけど、先生。スケーターがリンクの上で回転ジャンプをやるとき、ちゃんと上手に着地できるし、バレーのダンサーも片足立ちでクルクル回り続ける。――重力方向がそうひずんでばかりじゃ、すぐに転倒してしまいそうに思うんですが……」

「まったくだね。あの三回転ジャンプ、四回転ジャンプなんて、まるで回転している棒を投げ上げうまく着地させているって感じだね。スピンだってそうだね。一秒間に三~四回の回転だというから、感覚の統

合なんてレベルじゃないね。それに比べると、バレーのダンサーの回転は理にかなっている。顔をできるだけ長く一点に向けて、目で垂直（＝重力の方向）を確認しているんだから、これなら長くつづけられる——とはいっても、どちらもきつい訓練なしでは無理だね」

「あのー、スケーターもダンサーも、回転によって本当の重力方向がずれないように訓練する点では、同じだと思うんですが……？」

「いーや、違うと思うね。確かに、ダンサーは、訓練によって回転軸が重力軸からずれないようにし、意識的にできるだけ長く外界のある固定点を見つめ、できるだけ頭が回転する時間を短くしてめまいが起きないようにするようだね。だから、感覚する重力方向と実際の重力軸はいつも一致している。

一方、——これはテレビで話していたんだがね——左に三回転とか四回転ジャンプをやるとき、浅田真央選手の方は、目が左の方に固定していて物を見ていないし、高橋大輔選手は、左を見るんだけど目は閉じているそうだ。だから、ほとんど予測だけの動作なんだ。回転させた棒とちがって、三半規管が働くのだから、メルフェルド博士の実験のように、見かけ状の重力方向が〝ひずむ〟ことになる。そのひずみを折り込んだ脳内モデルを完成させていくことになるね」

「スケーターの方が強烈ってわけですか？」

「脳にとっては、不自然だろうね。浅田真央選手の話だと、しばらく期間をおいて練習を再開すると、最初はめまいを感じて気持ちわるいが、やがて慣れてくるそうだよ。まさに訓練によって感覚の混乱を克服しているんだね」

〝バーベキュー回転〟による錯覚

「あー、そういえば、バーベキュー回転刺激というのを知っているかね」

「いえ、はじめて聞きます。なんですかそれは？」

「やはりからだをクルクル回転させる実験なんだけど、からだを寝かせて長軸回りに回転させるユニークな実験だよ。バーベキューのときに肉の塊を回転しながら炭火で焼き上げる様子に似ているから、そんなふうに呼ばれている」

「重力方向が変わり、回転刺激もあるし、皮膚の圧迫される場所が変わるんだから、前庭器官と体性感覚の刺激実験ということになりますね。あっ、そうか、目を開けたり閉じたりすれば視覚刺激もやれる……複雑すぎませんか？」

「たしかに複雑すぎてあまり評価されなかったね。だけど、それで誘発される錯覚が実におもしろく、感覚統合の仕組みについていろいろ示唆を与えてくれる。しかも、それを放物線飛行と組み合わせ、無重力と過重力でどうなるか見ているんだ（Lackner and Graybiel 1979）。興味あるかね？」

「おもしろそうですね。ぜひ聞かせてください」

「じゃー、ちょっとくわしく紹介してみよう」


実験装置は、直径一〇五センチ、長さ一三四センチの円筒の中心で、両膝を曲げて被験者を固定し、長軸まわりに回転できるようにしたもの（図3・8）。筒内は照明してあり、被験者は、目隠しあるいは目を閉じたり、目を開けたりして、感じたままを報告する。目の動きも記録（電極法）している。

まず、バーベキュー回転するとどんな具合に感じるのだろう。回転速度が一分間に六〜一〇回転とゆっくりだと、目を閉じていても、自分がどの方向に回転しているかちゃんとわかる。回転速度が毎分一〇回転以上になると奇妙な錯覚が起きてくる。

　自分が横になっているのか立っているのかわからなくなり、姿勢が一方向を向いたまま、自分自身が円を描いて動いており、それによって円筒から放り出されないようにしているように感じる（図3・8参照）。その円運動の方向は筒の回転とは逆方向、つまり、筒が右回転なら、それは左方向で、速さは筒の回転と同じ。円の径は個人差が大きく、四五センチから一八〇センチといったところ。眼振は、自分が感じている円の動きの方向に合わせて方向が変わることになる。

　このとき、自分で足に力を入れ固定台を押してやると自分が立っているように感じ、反対に頭の方を押しつけてやると倒立しているように感じる。また、耳に音を聞かせると、音源が自分の回りを回転しているように感じる。音源の回転方向は、筒の回転とは逆方向、つまり錯覚している円運動の方向となる。

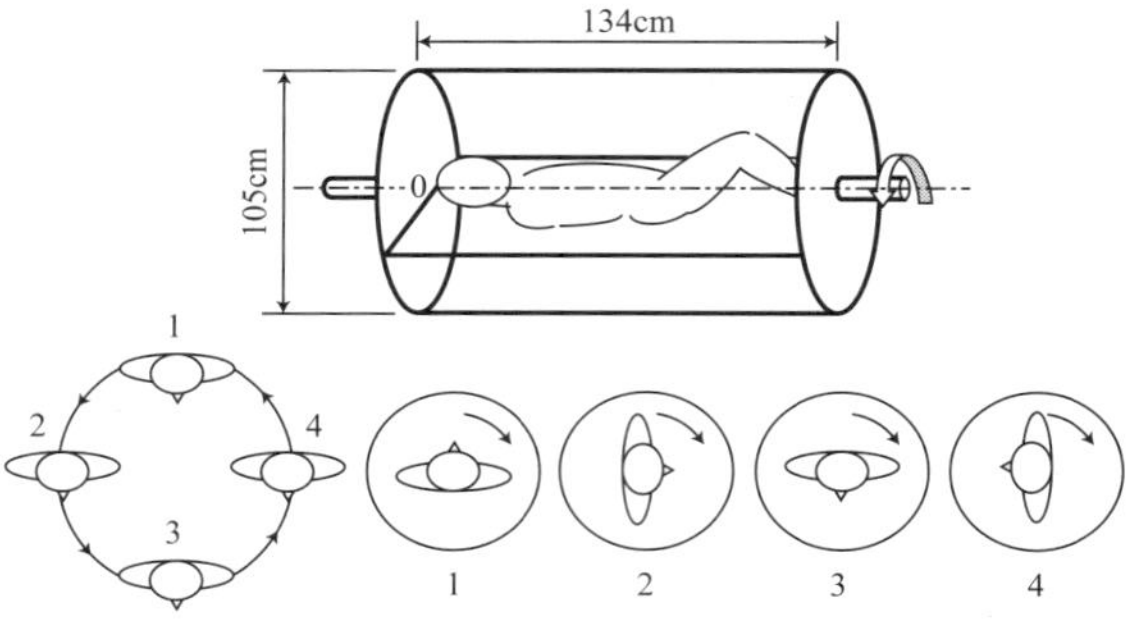

図3・8　バーベキュー回転装置（上）と閉眼時の運動感覚（下）（Lackner and Graybiel 1979より）．回転が毎分10回転以上になると、からだが下図1〜4の回転位置にあるとき、下左図のように感じてしまう．

そして、筒の回転中に目を開けると、からだの円運動錯覚は残るが円の径は1／5とか1／6に小さくなる。音源は正しく頭の右から聞こえる。

さて、これを放物線飛行でやるとどうなるか、である。

放物線飛行にはNASAのKC一三五機（ボーイング七〇七型機の客室を無重力実験用に改装）が使われた。回転装置の円筒は、その長軸を機体の長軸に合わせるようにセットされた。放物線飛行では、水平飛行から放物線飛行に移るさいに過重力（ほぼ一・八Gで約二〇秒間）となり、約二〇秒間の無重力状態がつづいたのち、また過重力（一・八Gで約二〇秒間）となってから水平飛行に戻る（図1・4参照）。これをつぎつぎと一フライト中に四〇回実施し、その間ずっと円筒は毎分三〇回で右回転。被験者は感覚の変化を報告し、目の動きが記録（電極法）された。

水平飛行中、円筒回転で生じる錯覚は地上と同じであるが、過重力フェーズになると、目をとじているときに生じるからだの円運動は増強された。径が倍近い円運動になりその速度も倍になって、ちょうど加わる重力の大きさ（約一・八G）にほぼ比例するようだ。眼振の頻度は増え振幅も大きくなった。音源が自分のまわりを回転する感じ方に変化は起きなかった。

目を開けると、錯覚による円運動の径は小さくなり、音源は正しい位置にもどった。

無重力フェーズでは、重力が〇・二Gより小さくなったあたりから、からだの円運動は消失し、自分はまったく静止していると感じ、眼振も消失していた。自分が上を向いているのか下を向いているのかわからないことも多いが、無重力になる直前の姿勢で静止をつづけるようだ。音源は、機内のどこかに固定されて頭の周囲をまわっているように聞こえた。

このとき、目を開けると、音源は正しい位置にもどるし、今自分はバーベキュー回転されていると認識できるのだが、からだが動いているとはまったく思わない。視界が左に動いているようにも見えるが、それは、飛行機が自分のまわりを、あるいは自分の方が飛行機の長軸を中心にまわっているせいだと思ってしまうのだ。

無重力フェーズに引き続く過重力フェーズでは、また最初の過重力フェーズの現象が再現された。放物線飛行では、無重力フェーズに入る前後に、飛行機の姿勢と加速度が刻々と変化するので、あるときは自分が立っているように、またあるときには水平のようにも倒立しているようにも感じることがあるという。

体性感覚性ベクション

「さて、これらの現象を君ならどんなふうに理解するかね?」

「えっ——うーん、むずかしそうですね」

「まず、一分間に一〇回以上の速い筒回転で目を閉じていると、からだの回転する感覚が変わってしまうようだね」

「等速回転なんだから三半規管は考えないことにすると、遅い筒回転では、体性感覚と耳石器官がはたらいて自分の回転をちゃんと検出できるけど、筒回転が速くなると、体性感覚が強調されて本当のからだの回転がわからなくなるんでしょうかね」

「著者らはそんなふうに考えたようだね。眼振については？」

「筒回転が速いと、実際のからだの回転が停止し、逆方向に円運動する錯覚が起きて、眼振はその錯覚に合ったように動くんでしょう？　脳が感じる動きに眼振が合致しているんだから、問題なさそうに思うんですが……」

「ベクション（自己運動感覚）と同じように考えてよいかな？」

「体性感覚性のベクション――」

「そう。視運動性ベクションでは、右に走る視覚刺激パターンが停止して、からだが左方向に動くような錯覚が起きる。今の場合も、右方向の回転刺激に対してからだが停止したように感じ、刺激と反対の左方向に動くような錯覚が起きている」

「うーん、そう言われると、たしかに似てる――」

「視覚性のベクションが視覚画面の安定化、体性感覚性のベクションは姿勢の安定化をはかろうとする脳の統合機能、その統合の中枢には、重力情報も入力されているし、回転速度蓄積の情報も入っている、そんな見かたで放物線飛行の影響を考えるとどうなるだろう」

「なるほど……。約二Gの過重力では、皮膚への圧力、耳石への力ともに二倍になって、見かけ状のからだの回転径も二倍、眼振の頻度や緩徐相速度も二倍となるのは姿勢を安定化させようとする脳機能の働き、そのとき目を開ければ、視覚情報に姿勢の安定をゆだねようとするので、体性感覚性の錯覚は減弱し、からだの円運動は小さくなる。

それで、無重力フェーズだと、からだの重さが無くなって皮膚の圧迫はなくなるし、耳石器官からの入力もなくなるのだから、錯覚も眼振も生じない――、だけど目を開けたときなぜ視界が左に動いているように感じるんだろう？　うーん、残されているのは、からだの回転による速度蓄積……、ということは、体性感覚に由来する情報で視覚の錯覚が誘発されている……？」

「ということかな。短時間に過重力から無重力へ大きく変動するのだから、脳の感覚運動の統合の系統にいろんな〝ずれ〟が起きるかもしれない。それをさらに補正するのが上位の脳だろうから、あるいはもっと上位の脳が働くのかもしれないね」

「先生、変なことがまだあります」

「まだ何かあったかね？」

「はい、それはですね。筒の速い回転で、頭の横から音を聞かせると、目を閉じればその音源が逆回転しているように感じる、それは、からだの円運動の錯覚と同じですね。ところが、重力の変化で影響されないし、目を開ければいつも正常に戻るというのは変じゃないですか」

「うーん、そうだったね……さて、困ったね。目を開ければいつも正常に戻るということに注目すれば、それだけ視覚系と聴覚系が密に連動しているということかな。一方で、目を閉じているとき、体性感覚系に連動して聴覚系ベクションが同じように起きているのだから、両者が密接に連動しており、それが重力変動で影響を受けないのだから、それに対する耳石系の結びつきは弱いということかな。連想をふくらますならば、視覚―体性感覚統合のネットワークに、耳石系と聴覚系がそれぞれ独立して組み込まれている……？」

「うーん、なんだか煙に巻かれた感じですが……とにかく空間識というのは、そのときそのときに利用できる感覚を手がかりに、脳がもっともらしいと判断した結果で、その結果に基づいて行動し、眼が動き、その行動や眼の動きがまた新しい情報を脳に送る……まさに空間識は刻々と変化しているんだ、ということがわかってきたような気がします」

「そうだね。そして、その〝もっともらしい〟と判断する基になっているものが脳内モデルとか身体照合モデルなどと呼ばれ、各個人が自分の体験から時間をかけて築き上げていくもの、それがまたかなり頑固だから、「思い込み」や「錯覚現象」などやっかいのもとになるんだろうね。それにこんなふうにいろいろ見てくると、あらためて視覚がいかに大きな役割をはたしているか再認識できたんじゃないだろうか。

――ところで、空間識と視覚の話となると逆さメガネ、反転めがねの話を避けて通るわけにはいかないね。動揺酔い、宇宙酔いの理解をうーんと深めてくれるんだ。ぜひ話しておきたいね」

視界が逆《さか》さでも動き回れる不思議 ―逆さメガネの怪―

レンズ、プリズム、鏡などを利用して、上下、左右、上下左右を反転できる逆さメガネを作ることができる。一八九〇年代の後半に、アメリカの心理学者ストラットンが、片方の目に上下左右反転メガネを三日間装着する実験を試みて以来、世界中で動物実験を含め多くの研究が行われた。ヒトを対象とした視野反転研究については、その考え方の変遷や歴史的背景が積山によりまとめられている（「身体表象と空間認知」1997)。

逆さめがねを装着した最初は、外界は平面的に見え、とても動くことができず、からだがこわばってしまう、少し動くと吐きそうになるなどの症状に襲われるという。

ところが、三日もすると、反転があやしくなり始め、障害物をさけて動き回れるようになるし、一週間もすると反転した景色が気にならなくなり、自転車にさえ乗れるようになるのだそうだ。脳の適応能力、脳の可塑性にはまったく驚かされる。

左右反転メガネと上下反転メガネ

この驚きに輪をかけるような不思議議が、一九九〇年頃、当時、慶応義塾大学医学部耳鼻科の助教授だった高橋正紘によって見いだされた。

それは、左右反転メガネでは、確かに、なにかをきっかけに動けなくなり、動こうとすると強い酔いの症状に襲われる者がほとんどなのだが、上下反転メガネではすぐに馴れてしまい、比較的自由に動き回り、酔いの症状も出ないしバランスをくずすこともない、というものだった。一世紀におよぶ逆さメガネ研究の歴史の中で、そんな大切なことが指摘されてこなかったことの方がむしろ不思議なくらいだ。

この発見が、動揺酔い発症のメカニズムに新たな仮説を提唱するきっかけとなったのだから、それに気づいて掘り下げた高橋の観察力、洞察力こそ讃えられるべきだ。

ちなみに、高橋の著書『動揺病—ヒトはなぜ空間の奴隷になるのか』(高橋正紘 1997)に深い感銘を受けたのは私だけではないであろう。著書では、自身の研究をたどりながら、国内外の先導者たちとの関わり合いを紹介するだけでなく、研究のあり方、研究者としてのあり方を問いつめる厳しい姿勢が貫かれている。平衡機能の医学・生理学に興味を抱く若い医学者、研究者には必読の書、座右の書として推奨したい一冊である。

著書によると、逆さメガネの実験は研究室近くの公園で行われた。脳は日常生活の中で動き回るときに最も自然に働き、不具合が発生すればその場で修正されるのだから、脳に何が起きているのか知ろうとするなら、被験者がふだん慣れた環境を、自分の意志で動き回るときにこそ見ることができるはず、という信念によるものだった。

この種の研究では、被験者に共通する異状な行動や症状を見つけ出し、それにより被験者をタイプ分けることから始まる。高橋の実験でも、左右反転メガネの装着で生じる混乱に共通したあるパターンに気づいたのが始まりだった。

被験者は、広場中央にある記念碑をめざして歩くように指示された。

『最初の約一〇メートルくらいを無事に歩き終えたところで、目標物が視野から外れてしまった。これを捕えるために頭を回した途端に、気分の不快を訴えた。以降、両脚を広く開き仁王立ちとなり、歩行を続けることができなくなった。――（略）――この例では――（略）――視界から外れた目標物の方向に首を回し、発見できなかった直後に吐き気が出現したのである。』

ところが、日をあらため、この同じ被験者に、こんどは上下反転メガネを装着して同じように歩いてもらったところ、歩きながら頭を上下に振っても吐き気はなく、何ら不快な症状は起きなかったのである。

別の例で、広場中央から順調に直進歩行していた被験者が、一段高い歩道につまずき、踏みかえた足先を段にしたたか打ちつけ、バランスを崩した。

『彼はこの瞬間、吐き気を覚えると同時に足を広く開き、前屈みの姿勢で両手を膝に当てたまま、歩くことができなくなった。顔面は蒼白となり、頭の中が激しく回っていると訴えた。少しでも動くと転倒しそうになるので、まるで銅像のようにじっとしたままだった。』

予測と違ってしまったことによる困惑、予期せぬ身体バランスの崩れによる困惑は、われわれがふだんの生活のなかでもよく経験することで、脳はただちに状況を把握し、反応し、対処することができる。左右反転メガネは、その困惑から逃れようとするとそこにさらに困惑が待っている、といった異状事態を作り出すのだ。当然、感覚の照合がうまくいかなくなるので、意味のある行動命令につなげることができない。となれば、何が起きているのかわかるまで動くな！　フリーズだ！　となってしまい、酔いの症状を出現させて警告を発するのだろう。

高橋の「生体内座標軸理論」

高橋の著書では、このような状況を「航空管制センター」の機能にたとえられている。

管制センターの機能は、飛行機がスムーズに発着できるように情報を提供しているにすぎず、飛行機を実際に離着陸させるのはパイロットの技量であるが、パイロットだって、管制センターからの情報や指示を仰がないと安全に離着陸できない。

起立や歩行などの動作を決めるのはその生体の意志、すなわち管制官であり、パイロットに相当するのは起立や歩行の協調運動を統合している運動の中枢。そして、離陸までの滑走路へのアプローチ、離陸の際のフラップや補助翼の調節、エンジン出力の調整、車輪の格納などの機能を実行するのは四肢や躯幹の筋群であり、それらの時間的、空間的調整を行っているのが小脳、というわけだ。

誤った情報が管制官に入ったとき、管制官が他の情報からそれが誤りと気づけば混乱はおきない。他の情報とつじつまが合わず、結論を出せない状態となれば、緊急体制をとり、「警報」を発するとともに飛行機の離着陸を待機させ、管制センターを一時的に「待機」「機能停止」とすることによって最悪の事態を避ける。左右反転メガネによる動揺酔いは、管制センター機能の一時的停止であり、それによってからだは転倒を回避できる、といった具合に考えられた。

さらに、「警報」は「酔いの症状」に対比される。神経質な管制官はすぐに空港機能を停止させるので大きなトラブルの発生を未然に防ぐが、のんきな管制官だと気付いたときにはもう混乱がはじまっていて、「警報」は一層状態を悪化させ、吐き気、ついには嘔吐に至る——それが個人差だと考える。

それでは、なぜ上下反転メガネでは混乱が起きないのだろうか？

この疑問に対しては、「はじめから情報として利用されていない」のだ、と考えられた。上下反転像なんてあり得ないこととして、管制官のレベルで無視（入力の抑制）されるというわけだ。

上下逆転は、股のぞきで見える風景。立位でふつうに歩くときに上下逆転はあり得ないこととして、照合対象からはずされ、足底や下肢筋などからの情報、耳石器官の重力情報だけをたよりに上下方向（空間識のZ軸）を決める、と考えるのだ。

実際に、上下反転メガネを着けて、頭を上下に振りながら歩いても、駆け足しても、ブランコに乗っても混乱は起きなかったそうである。

動揺酔いにしても宇宙酔いにしても、その成因として「感覚混乱説」が有力視されていることを思い出してほしい。特に、視覚入力と前庭感覚入力のミスマッチが重要視されている。ところが、これでは、なぜ左右反転メガネで混乱が起きるのに上下反転メガネでは混乱が起きないのか、その説明ができないことを高橋は指摘する。

高橋は次のように考えた。

われわれの脳は、いつも自己と空間の関係を的確に認知すること（すなわち空間識）を最優先させており、その座標を三次元的に〝再現〟するために視覚、前庭感覚、体性感覚などの情報を利用し、またこの三次元的座標をもとに日常的な動作や行動を〝予測的〟に制御しているのだ、と。そしてこの考え方に「生体内座標軸理論」と名を与えた。

要するに、何か行動や動作を行おうとするとき、もっともらしい最新の空間識を脳に再構築し、それをもとに予測的に手足や躯幹を動かすのであり、空間識が適切でないと予測エラーや動作不能が起こってしまい、それがきっかけとなって動揺酔いが誘起されてくる、と考えるわけである。

高橋の「生体内座標軸理論」による考察は、宇宙酔いにも及んでいる。

宇宙では、空間識にもっとも確かな上下軸を作り出すはずの重力という手がかりが失われ、上下反転はありうることとなってしまうのだから、宇宙で上下反転メガネを着けると、地上で左右反転メガネを着けたと同じように酔いが生じてしまうだろう、と推論した。是非、宇宙飛行士に挑戦してもらいたいものである。

動揺酔いの不快症状は〝平衡機能の破綻〟を知らせる警報!?

酔いの自律神経症状それ自体は、動揺酔いに特異的なものでなく、いろんなことが誘因となって生じてくる非特異的な症状だ。つまり、腐ったものを食べたので吐き、吐くことによって有害物を体外に排出する、といったようなはっきりとした目的があるわけではない。たとえば、動揺酔いでなぜ吐かなくてはならないのか、もっともらしい説明がこれまでなかった。

高橋はこの疑問にも、平衡機能の破綻に対する警告という新しい説明を与えた。その根拠となったのも、前庭障害者や幼少年者による逆さメガネの実験だった。

前庭障害者と反転メガネ

前庭障害には、もともと前庭器官が形成されない先天的なものと、治療の後遺症などで後天的に前庭器官が障害される場合がある。一般に、先天的障害者では日常生活に不便を訴えることは少ないが、後天的な障害者では症状が強く残るなどよく見られることだ。

内耳の奇形で聴覚・前庭機能が失われていても、多くの人が仕事につき生活ができている。そのような人では、目は不安定に動揺しているのだが、それによる視界のブレはなく、視覚における位置の恒常性はちゃんと保たれている。そのように脳を構築しているのだ。

そのような先天的な前庭障害者に反転メガネを装着してテストすると、左右反転メガネでは、不安感は最初だけですぐに慣れて普通の速さで歩けるようになる。上下反転メガネでもバランスを崩すことなく歩き回ることができ、異状な感覚は起きない。

『道の端にぶつかりそうになると、かなり速いスピードでクルッと回転し、そのまま歩き続けた。正常者では見たことのない歩行パターンである。』

ということは、目から入る反転像はまったく無視され、足底、筋、関節など体性感覚情報だけで、つまり自己中心の内的座標だけで、通常とかわらない歩行が可能になっており、視覚は、進む方向を決めるために時々利用するだけ、ということになる。

一方、後天性の前庭障害では、ふだんの生活の中で、フワフワとからだが浮くような浮遊感や、急に頭を動かすとからだのバランスが崩れ、暗闇では恐くて歩けない、などの症状が長く残ることが多い。

このような後天性の前庭障害者が左右反転メガネを装着すると、その途端から脚を広く開き、前にかがみ込んで頭をたれ、立っているのがやっとの状態で、「まるでマリオネットの糸の緊張がなくなり、人形が頭をだらしなく垂れている状態にそっくり」と形容された。まさにフリーズの状態である。上下反転メガネでも、左右反転ほどではないにしても、やはりからだのバランスが著しく損なわれた。

ところが、不思議なことに、それほど強い平衡失調の状態なのに、酔い特有の吐き気や冷や汗などの自律神経症状がまったく認められないのだ。

実は、「前庭障害者は動揺酔いにならない」は通説となっていて、実際に、自律神経症状の発現だけから見れば確かにそうなのだ。しかし、高橋は、動揺酔いを考える場合、〝自律神経症状〟のみならず〝平衡失調〟にも注目する必要がある、と提言した。

幼児・少年と反転メガネ

動揺酔いのこの二面性は、逆さメガネ実験を幼児から中学生の年齢層にまで広げて調べることによって確信されるに至った。ちなみに、動揺酔いは、乳幼児では起きないし、児童も小学生低学年まではかかりにくいと言われる。

上下反転メガネをつけた児童は、最初はとまどってもすぐに慣れ、走ることさえできた。また、左右反転メガネをつけて歩き出すとすぐに、中腰姿勢で両脚を広げたフリーズ状態になるか、酒に酔ったような歩行から転倒してしまい、起き上がろうとしても起き上がれない平衡失調状態になった。このような平衡失調状態は中学生でも同じように見られたが、小学生低学年までの児童では、不快や吐き気などの症状がなく、見られたのは頭痛だけ、という特徴があった。

これら前庭障害者や幼児・少年者の実験から次のように結論された。

「自律神経症状のないことは空間識が正常である証ではなく、生体に取って危険なことと言える。成長過程でまず現われる動揺病症状は、自律神経症状ではなく平衡失調であった。まさに自律神経症状は警報装置の役割を演じていると言える」。また、「もし成長過程で、なんらかの理由で警報機構が十分に成熟しない場合には、成人になっても小児に近い状態が持続するかもしれない」。それが、動揺酔いになりやすい、なりにくいの個人差かもしれない、と考えられた。

動揺酔いの自律神経症状は、関連する脳の成熟度を反映しており、その発現は〝平衡機能の破綻〟を知らせる警告である——つまり、外敵から逃れて生きのびようとするとき、平衡機能の破綻こそが最も避けなければならないことであり、不快、吐き気、その他、自律神経症状は、その最大の危機の到来を脳に知らせて退避をうながす、という生物学的意義をもつのだ、というわけだ。とてもわかりやすく説得力がある。日本発の新学説として世界に受け入れられる日を期待したい。

鯉の宇宙酔い、ヒトの宇宙酔い

動揺酔いの症状に二面性があるとなれば、「前庭障害者は動揺酔いにならない」の通説に見直しが必要となり、さらには、宇宙酔いについても、そんな目で見直してみる必要がありそうだ。

耳石を摘出した宇宙鯉の背光反応

私たちの鯉の宇宙実験の結果は、その見直しに一つの示唆を与える。

「鯉の宇宙酔い実験」では、正常鯉と耳石摘出した鯉が搭載された。耳石摘出では三半規管も破損してしまうので、正しくは前庭障害鯉だ。光と重力の方向だけで自分の姿勢を決める背光反応が、視覚と前庭情報のミスマッチを数量化できる都合のよい感覚混乱モデルだった。

飛行開始二二時間後の最初のテストで、正常鯉は背光反応ができなくなっていたが、耳石摘出鯉はちゃんとできた。そこまでは予想通りだったが、その六時間後の二回目テストで、耳石摘出鯉の方も背光反応がうまくできなくなってしまい、私たちを困惑させた（図2・20参照）。

残念ながら、この耳石摘出鯉ではその後の観察ができなかったのであるが、私たちは、この鯉の宇宙飛行開始後二回の観察から、前庭障害者も宇宙酔いになるかもしれないと考えるようになった。

実験では、耳石摘出が行われたのは打ち上げの二、三か月前であり、打ち上げの時までに背光反応はかなり回復していた。耳石器官以外にも未知の重力センサーがあって、それによって代償されるのだ。後天的な前庭障害者が、障害発生後、他の感覚によって代償され、しだいに日常生活ができるまでに回復するのと同じである。

ここで留意すべきは、耳石摘出鯉にしても前庭障害者にしても、その回復の代償プログラムは重力の影響下で書き換えられていることだ。ということは、その後に無重力になれば、その書き換えられた代償プログラムもまた無重力用に書き換える必要があり、そこに感覚混乱が起きる可能性が生じる。つまり、前庭障害者が宇宙酔いになっても不思議はないことになる。

正常鯉のフリーズ

「だけど、先生。耳石摘出鯉は二回目テストで背光反応がうまくできなくなったけど、初回目はちゃんとできたというのは、どう考えたらいいんでしょう――？」

「うーん、なにせ一匹だけの結果だからね。話せば屁理屈になってしまうんだが……たとえば、地上でまだ回復途中にあったのに急に無重力になったんだから、感覚混乱が起きるのに遅れがでてしまったとか……、あるいは……うーん――あっ、そうか！」

「先生、なにかいいアイデアが思い浮かんだみたいですね」

「うん。今、思い出したんだがね。正常鯉と耳石摘出鯉の背光反応で決定的に違うことがある。うん、そうだ、思い出したぞ。――それは、だね。

宇宙の正常鯉は、動きが鈍く光にも反応しなくなる状態、つまりフリーズ期とでも呼ぶべき期間がまず初めに一日ぐらいあって、次に背光反応混乱期が一日、次に回復期が一日、それで四日目にはほぼ正常に戻る。

ところが、宇宙の耳石摘出鯉の方は、フリーズ期のところが正常のままで、背光反応混乱期からはじまるんだ（図2・20参照）。地上で耳石摘出手術をやったときも、次の日に背光反応をテストすると、不安定だけど横からの光でちゃんと横に倒れるんだ。ここにもフリーズ期がない。うん、これはおもしろいぞ！」

「なにがおもしろいんですか？」

「あはっ、ひとりでおもしろがっていてはいかんね。ようするにだね。〝フリーズ〟は正常鯉だけに見られるものかもしれないってことだ」

「……？」

「こんなふうに考えられないかな。〝フリーズ〟は動作全体に〝強い抑制〟がかかった状態だと思うんだ。〝強い抑制〟は、耳石器官からの信号入力異常を察知した脳が、未知の危険から自分自身を護ろうとする生理的な反応だと考えると、前庭摘出鯉では代行している重力センサーが不十分なため〝強い抑制〟を発動できなくなっているんだ」

「先生！ ひょっとして、その〝強い抑制〟がヒトにも起きていて宇宙酔いを発症させている、とおっしゃりたいんじゃないんでしょうね！」

「いーや、そうかもしれないよ。〝強い抑制〟はまさに緊急事態だからね。非常警報をだしても不思議じゃないと思う」

「だけど、先生。それだと前庭摘出鯉や前庭障害者では〝抑制〟が弱いことになり、動揺酔いや宇宙酔いも起きにくいことになりませんか？」

「うーん、それは困ったぞ。鯉は気持が悪いかどうかなんて言ってくれんからなあ。いいアイデアだと思ったんだが……」

宇宙酔いの二面性

「いずれにしても動揺酔いの二面性という観点から宇宙酔いを考え直してみる必要がありそう……」

「と言いますと？」

「高橋先生が考えたように、宇宙酔いでも、自律神経症状とともに平衡機能障害（平衡失調）が潜在しているにちがいないと思うんだ。鯉の宇宙酔い実験では、その平衡失調の一面、すなわちフリーズとか反応行動の混乱などの行動障害しか見ることができない。だって、大脳が発達してないんだから、もともと反射的な行動しか見えない。この意味で、幼少年の動揺酔いに通じるのかな。

一方、ヒト成人の場合はどうだろう。発達した大脳は反射さえも支配下に置くのだから、無重力下のフリーズや平衡失調は見えにくくなり、それにかわって自律神経症状が表に出てくる、のかもしれないね。さてそこでだが、前庭障害者が宇宙に行くとどうなるんだろう。反射的行動の神経回路プログラムに書き替えが起きるとすれば、平衡失調の症状が前面に出てくるだろうか、やはり自律神経症状が出やすいのだろうか、それとも両方……うーん、――わからないね」

「宇宙酔いの場合も二面性を考えた方がよさそうだ、という理屈はなんとなく理解できたように思います。不快症状、自律神経症状がないからといって宇宙酔いになっていない、と判断するのは危険だということになりますね。だって、正確さが要求されるような行動や反射的動作に狂いが生じる可能性があるってことですからね」

「そういうことになるね。おそらく危険なのは、予期しないようなことが起きて緊急に対処しないといけない瞬間だろうね。脳の判断と手足や目の動きのあいだに狂いが生じてしまう……」

「なんとも怖い話ですね。なにか対策を早く考えなくっちゃ……いや、その前に、宇宙酔いの二面性について確かな証拠をつかまえる必要がありそうですね。なにか良い方策がないものでしょうか」

「そうだねー。宇宙酔いの感覚の混乱説に関係するような神経生理学的、行動生理学的な証拠を、動物やヒトでもっと集めたいね。大脳の働きの本質は〝抑制〟だと以前から言われてきた。私たちが直線加速度負荷装置を使って見つけた耳石眼反射の抑制現象なんてのもその一つだと思うんだ。いろんな感覚のミスマッチに伴う抑制のやり方がわかってくればもう少しなにかが見えてくるように思うんだけど……」

「国際宇宙ステーションでやれるヒトや動物実験にかなり制限があるという話を聞いていますが、宇宙での実験の可能性はむずかしそうですね」

「動物実験はせいぜいマウスくらいまで、それより大きい動物は無理だからね。六人が常時滞在するようになったけど、宇宙飛行士たちは相変わらず多忙だから、あまりヒトの実験は期待できない。まして、酔いを誘発するような実験なんて敬遠されるだろうね。

　世界の経済状態がよくなって、民間人がたくさん宇宙に出かけるようになれば、安全のためにもこのような研究の要望が強くなる。そうなれば実験のチャンスも出てくると思う。地上だって、工夫すればいろいろと関連した実験がやれるんじゃないかな。それほど悲観したもんでもないと思うんだけど」

宇宙酔い症状も宇宙鯉の感覚混乱も三～四日で回復の不思議

宇宙酔い症状が見られるのは、せいぜい三日から四日間で、その後は出なくなる。宇宙飛行士が、無重力になってから三日間ほど期間をおいて船外活動を始めるのは、宇宙服の中で嘔吐すると致命的だからだ。アメリカの科学者が宇宙酔いを「宇宙適応症候群 space adaptation syndrome」と呼ぼうと提案したが、宇宙酔いにともなう一連の自律神経症状は、脳が無重力に適応するさいの副産物で、それは〝生理的反応〟なのだから、と強調したかったのだろう。

無重力下で、筋がやせ細るのも、骨からカルシウムが抜けていくのも、血管の収縮力が低下するのも、見かたを変えれば、みんな無重力状態に適した〝からだ〟にしようとする〝生理的反応〟と考える事もできる。もっとも、これらは三日から四日といった短期間で落ちつくというものではない。

宇宙を飛んだ正常鯉が、しっかりと背光反応ができるようになるまでの期間が三～四日だった。二日目あたりから不確実ながら背光反応が出はじめ、しだいに確かな反応となり反応の速さも回復してくる。この背光反応が十分に回復するまでの期間と、ヒトで宇宙酔い症状が消退して、もう発現しなくなるまでの期間が同じであることがなんとも気になる。単なる偶然とは思えない。

脳内で、感覚・運動調整プログラムを書き換えるのに必要な時間が、ヒトでもサカナでも同じ、と考えられないだろうか。ひょっとして「三～四日間、つまり約七〇～一〇〇時間」は脳内の神経回路ネットワークの可塑性《かそせい》を規定するひとつの時間単位、という可能性はどうだろう。

「君はどう思うね？」

「先生、漠然とですが、おっしゃりたいことがわかるような気がします。だって、風邪をひいてお医者さんに薬をもらっても、もう大丈夫と思うのは三日後ぐらい。骨折の修復手術をやって痛みが引くのはやはり三日後ぐらい。われわれのからだにとって、〝三日から四日〟という期間はなにか特別の意味があるのかもしれませんね」

「そう簡単に納得されても困るんだが……われわれのからだに短い周期のリズムから長い周期のもの、いろんな〝生体リズム〟があることは知っているね」

「はい。脳波のリズム、心拍、呼吸、胃や腸の蠕動運動、睡眠覚醒、性周期、などなど……ですね。あーそうか、無重力の適応にもそれぞれの系統に応じたリズムがあるんじゃないのだろうか、ということですね」

「うん、まーそんなとこかな」

宇宙酔いの適応も段階的？

「先生。そういえば、船酔いもせいぜい三～四日ぐらいと聞いていますが、それでもひどい嵐にあうとまた酔ってしまうという話を聞きました。宇宙酔いは、ひとたび回復すれば、もう症状が出ることはない――のでしょうか？」

「うーん。テキスト的にはね。だけど、あれはいつだったか忘れたが……ロシアの宇宙飛行士に聞いてみたことがある。彼は、『いーや、そんなことはない。数カ月も滞在するといろんなことがあるよ。急に姿勢を変えたら、気持ちが悪いと感じたこともあったね』っていうんだ。宇宙酔いにもあるのかなって思うね」

「それって、宇宙酔いにも数週間、数カ月のリズムがあるかも、ってことですか?」

「いや、もっとちがったふうに考えたんだ。低地から高地へ移り住むときの低酸素順応の話だけどね。高地へ行くと、最初は、心拍数や呼吸数を高めて酸素を取り込もうとする。ところが四、五日もすると、赤血球数が増えたり、血液がアルカリ性に傾いたりして酸素を取り込みやすくなる。そうなると、心拍数や呼吸数はもとに戻るんだ。さらに長く滞在すると、こんどは別のメカニズムも働き出す。やがて数年も経つと、からだは高地住民の能力に近づいていくんだ。高地住民の運動能力は、低地に住むわれわれにちっとも劣らない」

「へー、おもしろいですね。四、五日で心拍数や呼吸数がもとに戻る——ということは、あっそうか、もっと強い低酸素にも対応できるようになる、それだけ余裕ができるってことですね。なるほど。——それで?」

「そういうことだ。ひょっとして、宇宙酔いの適応とか脳内の適応といってもいくつか段階があって、三日から四日で症状が消えるのはその最初の段階にすぎないのかも……。身体や脳に何か状況が変わることがあれば、同じ混乱がふたたび症状を出現させることがあるかもしれないって考えたんだ」

「先生、そう考えたくなるような何かがあるんですか?」

「そんなふうにつっこまれると困るんだが……、たとえば、逆さメガネをかけて〝フリーズ〟の強い抑制が起きても、数日もかけ続ければそれからしだいに開放され、一週間もすれば自由に動き回れるようになり、一カ月もするとさらに反射的な行動でさえ支障なくこなせるようになる。そのときにはもう逆さメガネによる反転像なんて意識されないわけだから、脳は本来の高等な機能が乱されることがないことになる、そのように神経回路に組み換えが起きる……。ようするに、表面に現われる症状が消えても、適応の過程はさらに脳内で進んでいく、ということだ」

「あのー、適応の過程が先にすすめば進むほど、逆さメガネを取りはずしたとき、もとに戻るのが大変ということになりませんか？」

「それが――だね。もとに戻るのは早いらしい。幼児期から長い時間をかけて築き上げられた空間識のメカニズムは、基本的なところはそう簡単には崩れないということだね。ひとたび築き上げられた〝視覚優位脳〟は、視覚を失われても強固に変換をこばむのと同じかもね」

「先生、逆さメガネをはずしてもとに戻ったところでもう一度、逆さメガネを着けるとどうなるでしょう。また、最初からやりなおしでしょうか？」

「いや、前の体験が残るらしいね。わりと早くに慣れてしまい、症状も軽くてすむそうだ」

「ということは、何回も繰り返せば、どちらにもすぐに移行できるということになりますね。回路が新しく組み換えられるというよりも、新しい環境にも適応できるように回路が付け加えられたと考える方がわかりやすい――ということですね」

「うん、まったくその通りだ。宇宙酔いにかかりやすい宇宙飛行士が、二回目に飛行すると症状が軽くなる例がかなりあるそうだから、おなじように理解できるかもしれないね」

宇宙酔い対策と放物線飛行訓練

「そんなふうに理解すれば、宇宙酔いの地上訓練に何か新しいアイデアが生まれてこないものでしょうか。たとえば、逆さメガネを何度か繰り返し着用させるとか、宇宙船内を模擬した仮想現実（バーチャル・リアリティ）を利用した訓練をやるとか……」

「そうだねー。結局は〝やってみなけりゃわからない〟なんだけど……、逆さメガネにしてもバーチャル・リアリティにしても重力がなくなるわけじゃないからね」

「そうですね。宇宙酔いは、やはり無重力が成因ですからね。あのー……航空機の放物線飛行ではだめでしょうか。一回二〇秒間の無重力では無理でしょうか」

「いや、そんなことはないと思う。現実的で最も確かなトレーニングかもしれない。サルを使ったおもしろい実験があるね」

あらかじめ学習作業を習得させておいて、放物線飛行をくりかえしたとき、その修得作業がどの程度うまくやれるか、前庭破壊サルと正常サルで比べた報告がある（Thach and Graybiel 1968）。

前庭を破壊したサルでは、学習レベルが、飛行実験の最初から比較的よく保たれ、放物線飛行で影響されないが、運動の協調性はなかなか改善しない。一方、正常の方は、最初はフリーズ状態だったり混乱状態で学習作業どころじゃなかったのだが、三日もすると、学習作業も協調運動も前庭破壊サル以上にうまくやれるようになった。三日間の放物線飛行回数は一二七回。

「えっ？——三日間で一二七回ですか！」

「そんなに驚くほどのことじゃない。日本では一回のフライトでやる放物線飛行はせいぜい一〇回ほど。実験飛行できる空域が狭いし、利用時間も限られているからね。ところが、アメリカでは一フライト二〇回、四〇回があたりまえだからね」

「そうか、そんなら一日一回のフライトでも三日ですむ……」

「注目したいのは、〇Gから二Gという大きな重力変動の振幅だ。短時間の重力変動であっても、一日に三〇分程度、三日間、それを繰り返すだけで、脳機能に適応をもたらすことができる。脳の可塑性はすばらしいね」

「ヒトでも期待できるでしょうか。酔いで苦しむことにならないでしょうか」

「さーて、どうだろう。私の体験だと、〇Gはまことに快適だが、二Gになるとき頭の血がサーと引いていくんで実に不快。それが何回も繰り返されるとだんだん気持が悪くなってくる。ひとたび気持が悪くなると、あとは苦痛でしかないんだ。だけど、宇宙旅行を楽しいものにしたい、というモチベーションが強ければ克服できるかもね」

「あんまり楽しそうな話じゃないですね」

「問題がもうひとつある。スカイラブ（コラム2参照 p.6）で実施された「酔い誘発テスト」でもそうだったけど、長期宇宙滞在で獲得された酔い耐性は、帰還後二日間ほどしか持続しないんだ。放物線飛行の繰り返しで宇宙酔い耐性が獲得されたにしても、本番の宇宙飛行までの間隔が長くあいたのでは意味がないことになる」

「スポーツの高地トレーニングと同じですね。どれだけ低酸素順応の効果が持続するかはまだ研究中で、どのようにやるかはスポーツ選手個人の経験と判断にゆだねられている段階だと聞きますから……」

「高地登山の適性を探ろうとする場合も同じだけど、宇宙酔い対策にしても、課題は、〝個人差〟だね。宇宙酔いになる人、ならない人で何が違うのか、ひとり一人の宇宙酔い感受性を的確に評価する方法の開発が必要なんだ。『あなたは七〇パーセントの確率で宇宙酔いになりやすいから、放物線飛行を一〇〇回、それにこちらの装置で一週間の訓練をおすすめします』……なーんてね」

宇宙酔いと人工重力

「さて、そろそろ終わりにしたいね。疲れてきたよ」

「わかりました。それじゃ、最後に一つ――、将来、宇宙旅行や火星飛行をやるとき、〝宇宙酔い〟が問題となることがないのか、先生の考えを聞いてみたいです」

「やはっ、私の方が聞きたいよ。誰も話さないけど、誰もが気になっている問題だからね。かなり空想的な話になりそうだけど……」

「はい、それでもかまいません」

「じゃー、まずは、月への移動を考えてみようかね。近い将来、たくさんの技術者や科学者たちが月に出向くことになると思われるからね」

月面に降りたときに宇宙酔い？

月までは、地球周回軌道を離れると三日ほどで着いてしまう。月周回軌道に入ってから専用の月着陸船で月面に降り立つと、月面の重力は1／6G。この月面の重力が耳石器官を刺激するかどうか興味のあるところだ。

四〇年前のアポロ宇宙船による有人月面探査では、月面に降り立った一二人の宇宙飛行士のうち三人で、軽い不快症状が経験されたという。あるいは、耳石器官が1／6Gを検出して〝宇宙酔い〟が出現したのかもしれない、と私自身は思っているのだが、あくまでも推測にすぎない。

（えっ、これまで月に一二人もの宇宙飛行士が降り立っているって？）

と目を丸くしている人たちのために少し説明。

アポロ有人月飛行では、7号（一九六八年）から17号（一九七二年）まで一一回月へ行っているが、月面に降りたのは11号（一九六九年）が最初。アポロ13号（一九七〇年）が事故で月に降りずに帰還したので、月面に降りたのは六回だけ。搭乗員は三人で、ひとりが母船に残って月を周回するので、月に降り立ったのは計一二人となる。

宇宙飛行士たちは、マダガスカル島のシファカ（キツネザルの一種）のように両足で月面をスキップしながら動き回った。その方が動きやすかったようだ。宇宙服は重さが一二〇キロ。月面では1／6Gだから二〇キロ。それほど重いわけではないが、真空だから宇宙服の関節部がパンパンにふくらんで固いので、手足を動かすのが大変。

転べば起き上がるのにひと苦労するだろうと思っていたが、宇宙飛行士たちが月面で転んで困ったといったような話がないところをみると、案外、姿勢のコントロールや作業がうまく行えたようであり、平衡器官もちゃんと働いていた、と考えたくなる。

「宇宙ホテル」の人工重力

次から次に人が月に出かけるようになると、そのつど数人を地球から月へ運んだのでは、はなはだエネルギーの浪費となるので、まずは地球周回軌道を飛行する中継基地に集合し、そこから一緒に月へ出かけることになるだろう。

現在飛んでいる国際宇宙ステーションをその中継基地として活用したいところだが、耐用年数から考えて無理。おそらく民間と共用の〝宇宙ホテル〟を建造することになる。

ドーナツ型の〝宇宙ホテル〟を回転させて客室に人工重力を用意するというサービスも当然やる。わずかでも重力があればウーンと生活しやすく精神的にもおちつく。無重力遊泳を楽しみたいお客は、回転の軸のところにある部屋に出向けばよい。そこは回転に関係なくいつも無重力。

「だけど、先生。無重力施設で遊んだり自分の部屋に戻ったりすると、無重力になったり重力が加わったりで、宇宙酔い症状に悩まされることになりませんか?」

「その可能性は否定できないね。宇宙ホテルではさまざまなお客が短期間滞在することを考えると、症状の発現を最小限にとどめる人工重力の大きさにすべきだろうね。ようするに耳石器官が加速度を感じるか感じないか程度ということになるかな」

「それはどのくらいの重力になると考えられますか」

「うーん、返答に困ってしまうんだが、たとえば……直線加速度負荷装置を使った経験からすると、〇・一Gではほとんどの人で眼振はみられないが、〇・二Gだとほとんどの人で眼振が誘発できる。それに、放物線飛行中のバーベキュー回転では、重力加速度が〇・二Gあたりから無重力効果が見られていた。したがって、〇・一Gと〇・二Gの中間あたりが候補かな?」

「えーっ、それって月面の重力じゃないですか――」

「そういうことになるね」

有人火星輸送船の人工重力

「それじゃ、火星飛行の方はどうでしょう」

「火星へ飛行となると片道が一年。その間ズーと無重力がつづくのでは、肉体的に障害が出る心配があるし、精神的にも安らぐことがないので、やはり人工重力はほしいね。基本的には宇宙ホテルと同じような考え方でいいんじゃないかな」

「回転の半径はどれくらいになりそうですか?」

「そうだねー、一〇メートル以上は必要なんじゃないのかな。どこかで十数メートルという数値を聞いたように思うが、記憶があいまいだね。半径は大きいにこしたことはない」

「三半規管が刺激されないように、ということですね」

「うん、そういうことだ。回転半径が小さいと三半規管も刺激されてしまい、ちょっとからだを動かすだけで複雑な加速度（コリオリの力）が生まれ、酔い症状が起きやすくなるからね。それに、物を動かそうとすると、上の方と下の方で重さが違うことになって作業がやりにくくなるかもしれないね。……そういえば、回転半径の影響を調べる地上実験があった。閉じた大きな部屋をゆっくり回転させ、その床を歩行させていたね。どんな結果だったか忘れてしまったが……」

「先生。火星は地球の１／３Ｇだから、着陸後の作業を考えると、有人火星飛行の人工重力も１／３Ｇが望ましい、ということにはなりませんか」

「もっともな話だね。時間がたっぷりあるのだから、最初は１／６Ｇで途中から１／３Ｇというのもいいんじゃないかな。１／３Ｇと無重力の間を自由に飛び回っても症状なんか出ないようにしておくことが肝心だろうね。もっとも１／３Ｇともなると、それだけ宇宙船を丈夫に造る必要があるから設計者にとっては頭が痛いだろうね」

「先生はどんな有人火星船をイメージされたんですか」

「えっ！　あー――実は、宇宙ホテルが火星に向けて飛んでいる姿をイメージしたんだ。まるでＳＦの世界だね。――いーや、そうとも言えないかな。火星飛行がもう冒険じゃなくって、基地に数十人が常駐するようになった時代を想像してみてごらん。火星基地だけじゃなく、火星輸送船にも食糧自給能力が求められるようになる。長期飛行となるとまずは食糧、つまり農場をもった宇宙船だね。ドーナツ型宇宙ホテルを積み重ねてやれば容易に面積はかせげる、というわけだ。食品加工、リサイクル、部品修理などの工場が充実すればするほど、荷物量は減り、その分、燃料が増やせるとなれば、飛行に余裕ができる、ということは飛行にともなうリスクも低くなる」

「なるほど。それに、その宇宙農場の原型は月基地でできあがっているはずだからもうSFじゃないですね。だって、月基地に人が住むとなれば、食糧すべてを地球から輸送できるのはごく少人数のときだけで、基地に住む住人が増えれば農場はどうしても必要になるわけですから……。なんとなく具体的なイメージが描けそうな感じです。ますます火星に行ってみたくなりました」

「あーそうなんだ。君も宇宙に行きたいのかね」

「はい、宇宙で仕事をやってみたいです。一度の人生、宇宙に賭けてみたいんです」

「それはすばらしい」

「――中学生の頃から車に酔いやすく、バス旅行を楽しんだ記憶がありません。〝宇宙酔いになるならない〟は地上の動揺酔いと別だと聞かされても、三人に二人が宇宙酔いになるのでは、やはり自分もそのひとりだ、という先入観が断ち切れませんでした。先生のお話を聞いて、不安がっていてもしょうがないんだ、とふっ切れた感じです。ありがとうございました」

「いーや、私の方こそ自分の思いを聞いてくれて感謝、感謝だね。君のように宇宙に目を向ける若者たちが世界に増えているんだ。また、そんな若者たちを啓発する活動も盛んだ。ふだんから自分のアンテナを広く張って、チャンスをしっかりつかむんだね。〝幸運を運ぶ女神に後ろ髪はない〟んだ。前髪をしっかりつかんで離さないことが肝心！」

あとがき

米国留学から帰った三年後（一九七八年）、上司の御手洗教授の起案で、日本が企画する大型プロジェクトＦＭＰＴ宇宙実験に応募。それから二匹の錦鯉が打ち上がった一九九二年までの十四年間は、マスコミと研究者たちの好奇の目に立ち向かう全力投球の三十七〜五十一歳だった。その後、三年間をかけ成果をまとめあげたところで、研究所に新設された宇宙医学実験センターの初代教授に就任、そして一九九四年三月、無事、定年退職。もし、鯉の宇宙実験が失敗に終わっていたら――それでもこの満足感が残っただろうか、と運命の女神の〝もてあそび〟を感じるときがある。

わが国の経済が急激にふくらんだ一九六〇―七〇年代、宇宙開発への参入を世界に旗揚げするイベントとして国が選んだのは、スペースラブ（宇宙実験室）の半分を借り切り、大々的に宇宙実験をやって我が国の潜在能力を世界に示すことだった。

選定された二十二テーマの材料実験と十二テーマの生命科学実験それぞれに夢と使命が託されたが、準備開始から打ち上がるまで十四年もかかってしまうなんて、国も研究者もそしてＮＡＳＡも予想しなかったことだった。

私たちの〝鯉の宇宙実験〟は、ケネディ宇宙センターで実施された二回の実験リハーサルがみじめな結果に終わり、「鯉は生きて帰ってこないだろう」と陰口をたたかれた。成功してしまえば過剰な用意周到とみなされ、失敗すればその責任を生涯重く背負う運命のはざまにあるとき、救いの手を差しのべ、鯉の宇宙実験を最終的に成功に導いたのは、利害を度外視して協力いただいた民間の方々の熱意だった。

NHKのヒット番組「プロジェクトX」が人々に大きな感動を与え、挑戦することのすばらしさを教えてくれた。〝鯉の宇宙実験〟も、私たちにとってはまさに「プロジェクトX」であり、その感動を読者のみなさんに少しでも読み取っていただけたなら幸いである。

私に本書を執筆させる動機を与えてくれた一冊の本のあることを本文中にも照会した。『動揺病 ―ヒトはなぜ空間の奴隷になるのか―』(高橋正紘 著、築地書館、1997)だ。著者の高橋正紘博士は耳鼻科の医師。平衡機能研究を特異な視点から開拓し、動揺酔いの理解に新たな解釈を与えるにいたった経緯を、軽妙な筆致でつづった至宝の科学啓蒙書だ。この本には私が知らなかった多くのことが書かれていた。私が考える「宇宙酔い」発症のメカニズムも、結局のところ、高橋博士が思い至った「動揺酔い」のメカニズムに包含されるものだった。

一方、脳の科学はまさに日進月歩。書店にならぶ啓蒙書をちょっと覗き見るだけでも新たな驚きに充ちている。鯉の宇宙実験を終え、次に進めた直線加速度負荷実験も、耳石眼反射に関する新知見に胸を踊らせるものだった。当然、「宇宙酔い」を新たな視点から見直してみたいという念が湧いては消えていた。

それが最近になって、ぜひ執筆したいと考えるようになったのは、次のような理由からである。

二〇世紀末から悪化をはじめた世界的な経済不況は、各国の宇宙開発予算の大幅削減をもたらした。特に宇宙生命科学研究分野に対する風当たりは厳しく、〝お金のかかるわりには有用な成果が少ない〟〝宇宙で行う生命科学実験は厳選すべきだ〟〝宇宙飛行士の健康を確保するための研究に限るべきだ〟といった意見が世界的に噴出するようになった。

さらに悪いことに、二〇〇三年二月一日、スペースシャトル・コロンビア号が帰還時に爆発事故を起こし、七名の宇宙飛行士全員の命が失われてしまった。一九八六年に起きたスペースシャトル・チャレンジャー号に続く二度目の大惨事だ。ここにスペースシャトルの安全性に疑念が抱かれるようになっただけでなく、現在進行中の宇宙ステーション計画を含め、宇宙開発計画全般が見直される事態に至った。

二〇〇四年一月、ブッシュ米国大統領が年頭演説で、スペースシャトルに替わる新型輸送システムの開発および月、火星への有人飛行計画への方針変換を打ち出した。それは、スペースシャトルの引退と国際宇宙ステーション利用計画の縮小を意味するものだった。事実、二〇一一年七月、スペースシャトル・アトランティスが最後の飛行となった。

新しく開発中の輸送システムは、宇宙飛行士と荷物の運搬が任務であり、スペースシャトルで行われたような宇宙実験なんてとても無理だ。また、国際宇宙ステーションにしても、規模は縮小され、宇宙飛行士の手をわずらわせる生物科学実験、手のかかる動物実験などはますます困難な状況となっている。

――となれば、これまでスペースシャトルを利用して行われた生命科学実験はとてつもなく価値のある貴重な資料となるはずだ。身をもってその実験を体験したからには、その記録および研究成果の意義を書き残すことが責務と考えた。経験の積み重ねこそが科学やテクノロジーの基本だからだ。

もちろん、スペースシャトルで行われた生物実験の成果は学術誌や報告書などの形で残されているのだが、その成果の裏にかくれたエピソードまで記載されることはない。実際には、そんなところに宇宙実験成功のカギや宇宙実験の限界が隠れており、また、宇宙をより身近に感じさせるユニークな話題に充ちているものだ。

二〇一一年三月十一日午後二時四十六分、東山動物園を望む自宅で本稿を執筆している最中、異常に長い揺れを感じた。東北地方太平洋沖地震である。マグニチュード九・〇、高さ十メートルを越える津波、とすべてが未曾有のスケールで、テレビ報道される東北の惨状に胸痛み、耐える被災者の姿に涙し、救援の遅れに地団駄を踏んだ。お亡くなりになった方々のご冥福を祈り、一日もはやい復興を願うのみだ。

今回の東日本大災害の特徴は、なんといっても福島第一原子力発電所の放射線漏れによる複合災害であり、副次的影響を含めた大きな社会不安だ。今回は自然災害に伴う事故ではあるが、一九七九年の米国スリーマイル島原発事故、一九八六年の旧ソ連チェルノブイリ原発事故につづき、ふたたび、テクノロジーが根源的に秘める怖さについて人類に警鐘を鳴らした。

宇宙開発もまた、国威発揚の時代から宇宙利用の時代へと移りつつある。われわれは、宇宙開発に伴って急速に展開する新技術の成果を享受する一方で、テクノロジーが秘める怖さと人間性喪失のリスクを忘れてはならない。人類が、自然に対する畏敬の念を忘れ、自然と人間社会のハーモニーを損なうとき、さらには愚かな感傷的欲望に魂が奪われ、限りない報復と破壊のスパイラルに陥るとき、数世紀をかけて築かれた近代文明は瞬時に失われてしまうだろう。未来を見据え、バランスのとれた科学とテクノロジーの発展を切に願うものである。

著　者

二〇一一年十二月

・Raphan T, Wearne S and Cohen B. Modeling the organization of the linear and angular vestibulo-ocular reflexes. *Ann. NY Acad. Sci.* 781: 348-363, 1996.

・Sperry RW. Neural basis of the spontaneous optokinetic response produced by visual inversion. *J. Comp. Physiol. Psychol.* 43:482-489, 1950.

・Thach JS and Graybiel A. Behavioral responses of unrestrained normal and labyrinthectomized squirrel monkeys to repeated zero-gravity parabolic flights. *Aviat. Space Enviorn. Med.* 46:713-716, 1968.

・Treisman M. Motion sickness: an evolutionary hypothesis. *Science* 197:493-495, 1977.

・Uchino Y, Ikegami H and Sasaki M. Monosynaptic and disynaptic connections in the utriculo-ocular reflex arc of the cat. *J. Neurophysiol.* 71:950-958, 1994.

・Uchino Y, Sasaki M, Sato H, et al. Utriculoocular reflex arc of the cat. *J. Neurophysiol.* 76:1896-1903, 1996.

・Ugolini G, Klam F, Doldan Dans M, et al. Horizontal eye movement networks in primates as revealed by retrograde transneuronal transfer of rabies virus: differences in monosynaptic input to "slow" and "fast" abducens motoneurons. *J. Comp. Neurol.* 498:762-785, 2006.

・臼井支朗、平田豊、萩原克幸、ら．微小重力環境下におけるコイ小脳脳波の解析．電子情報通信学会論文誌、Vol.J78-D-II，p.694-704, 1995.

・von Holst E. Über den Lichtenrücken Reflex bei Fishen. *Pubbl. Stat. Zool. Napoli* 15:143-158, 1935.

・von Holst E. Die Arbeitsweise des Statlichten-apparates bei Fishen. *Z. vergl. Physiol.* 32:60-120, 1950.

・von Holst E. Realtions between the central nervous system and the peripheral organs. *Br. J. Ani. Behav.* 2:89-94, 1954.

・Watt DGD, Money KE and Tomi LM. M.I.T./Canadian experiments on the Spacelab-1 mission: Effects of prolonged weightlessness on a human otolith-spinal reflex. *Exp. Brain Res.* 64:308-315, 1986.

・Watt DGD. Pointing at memorized targets during prolonged microgravity. *Aviat. Space Environ. Med.* 68:99-103, 1997.

・Young LR, Oman CM, Watt DGD, et al. Spatial orientation and readaptation to Earth's gravity. *Science* 225:205-208, 1984.

・Young LR, Shelhamer M and Modestino S. M.I.T./Canadian experiments on the Spacelab-1 mission: 2.Visual vestibular tilt interaction in weightlessness. *Exp. Brain Res.* 64:299-307, 1986.

118:533-540, 1998.

・Lempert T, Gresty MA and Bronstein M. Horizontal linear vestibulo-ocular reflex testing in patients with peripheral vestibular disorders. *Ann. NY Acad. Sci.* 871:232-247, 1999.

・Mader TH, Gibson R, Pass AF, et al. Optic disc edema, globe flattening, choroidal folds, and hyperoptic shifts observed in astronauts after long-duration space flight. *Ophthalmology* 118:2058-2069, 2011.

・Merfeld DM, Zupan L and Peterka RJ. Humans use internal models to estimate gravity and linear acceleration. *Nature* 398:615-618, 1999.

・Melfeld DM. Rotation otolith tilt-translation reinterpretation (ROTTR) hypothesis: A new hypothesis to explain neurovestibular spaceflight adaptation. *J. Vestib. Res.* 13:309-320, 2003.

・Moore ST, Cohen B, Raphan T, et al. Saptial orientation of optokinetic nystagmus and ocular pursuit during orbital space flight. *Exp. Brain Res.* 160:38-59,2005.

・Mori S. Localization of extratectally evoked visual response in the corpus and valvula cerebelli in carp, and cerebellar contribution to ‘dorsal light reaction’ behavior. *Behav. Brain Res.* 59:33-40, 1993.

・Mori S, Mitarai G, Takabayashi A, *et al.* Evidence of sensory conflict and recovery in carp exposed to prolonged weightlessness. *Aviat. Space Environ. Med.* 67:256-261, 1996.

・森滋夫、片山直美. 耳石性眼反応の特徴ーステップ状側方直線加速度負荷による解析ー. *Equilibrium Res.* 62:27-33, 2003.

・Mori S and Katayama N. Non-linear eye movements during visual-vestibular interaction under body oscillation with step-mode lateral linear acceleration. *Exp. Brain Res.* 161:243-254, 2005.

・内藤泰. 空間識・シリーズ教養講座 9. 脳機能画像からみた空間識. *Equilibrium Res.* 62:157-167, 2003.

・Niven JI, Hixson WC and Correia MJ. Elicitation of horizontal nystagmus by periodic linear acceleration. *Acta Otolaryngol.* 62:429-441, 1966.

・Paige GD and Tomko DL. Eye movement responses to linear head motion in the squirrel monkey. I. Basic characteristics. *J. Neurophysiol.* 65:1170-1182, 1991.

・Paige GD and Seidman SH. Characteristics of the VOR in response to linear acceleration. *Ann. NY Acad. Sci.* 871:123-135, 1999.

・Parker DE, Reschke MF, Arrott AP, et al. Otolith tilt translation reinterpretation following prolonged weightlessness: implications for preflight training. *Aviat. Space Environ. Med.* 56:601-607, 1985.

引用文献（アルファベット順）

・Allum JHJ, Honegger F and Troescher M. Principles underlying real-time nystagmus analysis of horizontal and vertical eye movements recorded with electro-, infra-red-, or video-oculographic techniques. *J. Vestib. Res.* 8: 449-463, 1998.

・Brandt Th, Bartenstein P, Janek A, et al. Reciprocal inhibitory visual-vestibular interaction: visual motion stimulation deactivates the parieto-insular vestibular cortex. *Brain* 121:1749-1758, 1998.

・Buizza A, Leger A, Droulez J, et al. Influence of otolithic stimulation by horizontal linear acceleration on optokinetic nystagmus and visual motion perception. *Exp. Brain Res.* 39:165-176, 1980.

・Chen Y, Mori S, Koga K, et al. Shift in arm-pointing movements during gravity changes produced by aircraft parabolic flight. *Biol. Sci. Space* 13:77-81, 1999.

・Clément G and Lestienne F. Adaptive modifications of postural attitude in conditions of weightlessness. *Exp. Brain Res.* 72:381-389, 1988.

・Clément G, Moore S, Raphan T, et al. Perception of tilt (somatogravic illusion) in response to sustained linear acceleration during space flight. *Exp. Brain Res.* 138:410-418, 2001.

・Dieterich M, Bense S, Stephen T, et al. FMRI signal increases and decreases in cortical areas during small-field optokinetic stimulation and central fixation. *Exp. Brain Res.* 148:117-127, 2003.

・Graybiel A, Wood CD, Miller EF II, et al. Diagnostic criteria for grading the severity of acute motion sickness. *Aerospace Med.* 39:453-455, 1968.

・Held R. Plasticity in sensory-motor systems. *Scientific American* 213:84-94, 1965.

・Imagawa M, Isu N and Uchino Y. Axonal projections of utricular afferents to the vestibular nuclei and the abducens nucleus in cats. *Neurosci. Lett.* 186:87-90, 1995.

・Jennings R. Managing space motion sickness. *J. Vestibular Res.* 8:67-70,1997.

・Katayama N and Mori S. Directional asymmetry of nystagmus elicitation in humans during step and sinusoidal modes of lateral linear acceleration. *Neurosci. Res.* 41:97-85, 2001.

・Lackner JR and Graybiel A. Parabolic flight: Loss of sense of orientation. *Science* 206:1105-1108, 1979.

・Lempert T, Gianna C, Brookes G, et al. Horizontal otolith-ocular responses in human after unilateral vestibular deafferentation. *Exp. Brain Res.*

参考図書（発行年順）

・Biomedical Results of Skylab (NASA SP-377). Edited by Johnson RS and Dietlein LF, Washington, D.C., U.S. Government Printing Office, 1977.

・新生理学（上巻）ー動物的機能編ー、第４版. 問田直幹、内薗耕二 編、医学書院、1979.

・［特集］Vestibular System Experiments on Spacelab-1. Exp Brain Res 64:239-391, 1986.

・Space Physiology and Medicine, 3rd ed. Edited by Nicogossian AE, Huntoon CL and Pool SM, Lea & Febiger, 1994.

・宇宙実験最前線. 日本マイクログラビティ応用学会 編、講談社（ブルーバックス)、1996.

・動揺病ーヒトはなぜ空間の奴隷になるのか. 高橋正紘 著、築地書館、1997.

・身体表象と空間認知. 積山薫 著、ナカニシ出版、1997.

・宇宙医学・生理学. 宇宙開発事業団 編、社会保険出版社、1998.

・宇宙とからだー無重力への挑戦ー. 森滋夫 著、南山堂、1998.

・タッチ. 岩村吉晃 著、医学書院（神経心理学コレクション)、2001.

・めまい. トーマス・ブラント 著、國弘幸伸、神崎仁、五十嵐眞 監訳、診断と治療社、2003.

・Clément G: Fundamentals of Space Medicine. Microcosm Press, California, 2003.

・錯視の科学ハンドブック. 後藤倬男、田中平八 編、東京大学出版会、2005.

・「見る」とはどういうことか. 脳と心の関係をさぐる. 藤田一郎 著、化学同人（DOJIN 選書)、2007.

・脳研究の最前線（上)：脳の認知と進化. 理化学研究所 脳科学総合研究センター 編、講談社（ブルーバックス)、2007.

・もしも宇宙を旅したらー地球に無事帰還するための手引書ー. ニール・F・カミンズ（三宅真砂子 訳)、ソフトバンククリエイティブ、2008.

・宇宙環境と生命ー宇宙生物学への招待ー. 佐藤温重 著、裳華房、2009.

・日常臨床に役立つめまいと平衡障害. 内野善生、古屋信彦 著、金原出版、2009.

・脳の中の身体地図ーボディ・マップのおかげで、たいていのことがうまくいくわけー. サンドラ・ブレイクスリー、マシュー・ブレイクスリー 著、小松淳子 訳、インターシフト、2009.

[ら行]

［た行］

[さ行]

索　引

著者紹介

森　滋夫（もり　しげお）

1941年富山県生まれ。

名古屋大学名誉教授。医学博士。

金沢大・医学部を卒業後、名古屋大・院・医学研究科・航空医学を専攻。1973～75年、米国イエール大留学(眼科視覚科学研究室)。帰国後、名古屋大・環境医学研究所助教授、同研究所宇宙医学実験センター教授を経て2003年定年退職。

専門は宇宙生理学、環境生理学。

1992年9月に飛行したスペースシャトル宇宙実験の「鯉の実験」代表研究者、日本側生命科学実験の幹事役。

宇宙空間《うちゅうくうかん》と人体《じんたい》メカニズム I
どうして宇宙《うちゅう》酔《よ》いは起《お》きる？ －感覚《かんかく》する脳《のう》の混乱《こんらん》と適応《てきおう》

2012年10月1日　初版第1刷発行

定価はカバーに表示

著　者　森《もり》　滋夫《しげお》

発行者　片岡　一成

発行所　恒星社厚生閣

〒160-0008　東京都新宿区三栄町8
TEL 03-3359-7371　FAX 03-3359-7375
URL http://www.kouseisha.com/

印刷・製本　シナノ

ISBN978-4-7699-1280-4 C1047